HYPNOTHERAPY BIBLE

sadatoshi hayashi

催眠療法の教科書

ヒプノセラピーによる本当の「心の治し方」

催眠誘導研究所所長

林 貞年

現代書林

まえがき

あなたは『催眠療法』という言葉にどんな印象をお持ちでしょうか？

もしかしたら、悩み事を抱えた人に催眠をかけて、「あなたの悩み事はなくなりました」と暗示を与えれば、たちまち人が変わったように元気になる、そんなイメージかもしれませんね。

でも、実際にはこういった催眠の使い方はしません。

みなさんが催眠を目にするのは、テレビのバラエティー番組で行っているものがほとんどだと思います。

催眠にかけられた人は、まるで心を操られているかのように、催眠術師の言った通りになります。

気の弱そうな男性が「あなたは社交的になりました」と暗示されると、まるで政治家になったみたいに堂々としゃべり始める。

このような光景を目にすると、催眠にかかれば性格改善など簡単にできてしまうのではないかと思ってしまいます。

しかし、暗示を与えただけで変われるほど人の心は簡単にはできていません。催眠術師に暗示を与えられただけで別人のようになってしまうその裏には、複雑な心理のカラクリが存在しているのです。

また、「タバコがまずくなる」と暗示された人が、いつも吸っているタバコなのに、咳き込みながら苦痛に顔をゆがめていたり、ショートケーキの好きな女性が、「マズくて食べられません」と暗示をされると、嗚咽《おえつ》をしながら口に入れたケーキを吐き出したりしているシーンを目にすることもあります。

とてもインパクトがあり、禁煙やダイエットなど即座にできてしまうようなイメージがあります。

しかし、これも一過性のものでしかないのです。

そのほか、「あなたは自分の名前を忘れる」などと暗示をされて、自分の名前を思い出せなくなっている催眠もよく目にします。

こういった現象はやらせでもインチキでもなく、催眠を理解している人なら初心者でもできることなのですが、これも本当に記憶からなくなっているわけではありません。

一般の方がこのような催眠現象を見て、「自分の名前を忘れさせることができるのだから、辛い過去の記憶は催眠で即座に消し去ることができるのではないか？」と思ってしまうのは仕方ないことだと思います。しかし、催眠を勉強している催眠療法士（ヒプノセラピスト）にもこういった考えをもっている人が少なからずいるのです。

あってはならないことですが、催眠を履き違えているセラピストたちが、間違ったままの催眠療法を行っているのが現状なのです。

これはセラピストに情報を流す催眠研究家たちが、誤った情報を提供しているからに他なりません。

「催眠は、人の意識を眠らせて、潜在意識に直接働きかける心理テクニックであり、人は潜在意識の影響を受けて生きているのだから、クライアントを催眠状態に誘導し、暗示を用いて潜在意識の情報を書き換えれば問題は解決する」

このような考えで催眠療法を行っているセラピストが想像以上にたくさんいるのです。でも、こういった考えで催眠療法を行ってもクライアントは治せません。

多くのセラピストが、外国の著名な研究家がいうことは無条件に受け入れてしまいます。書物にしても、外国の著名人が書いた翻訳本は疑う余地なくして取り入れる傾向にあります。でも、その情報のほとんどは机上の空論で、「この症状にはこの暗示を与える」といった、いわゆる暗示療法が主体になっています。

しかし、現場で実績をあげている催眠療法士は暗示療法など行っていないのです。

催眠は、使い方を間違えなければ心を治すためのとても有力なアイテムになりますが、使い方を間違えてしまったら、意味がないどころか逆効果になることだってあるのです。

催眠療法士を育てる著名人たちが、間違った催眠の使い方を教えているのですから、人の心を治せない催眠療法士が増えるのも当然の話です。

間違ったカウンセリングを行っていても、しわ寄せはクライアントにくるだけで、セラピストのほうは痛くもかゆくもありません。だからいつまでたっても改善されない。多くのクライアントが、治りもしないカウンセリングに高い費用と時間をついやし、泣き寝入りしているのが実状です。

もう知名度だけの催眠家が教える机上の空論は終わりを迎えています。これからは現場で実績を上げてきた本当の心の治し方が主体になる時代なのです。

催眠を研究している方たちは、ひとつの現象に対し、ひとつの原因を当てはめようとする傾向があります。でも、その原因はひとつのときもあれば、いくつもの心が重なり合って起きる場合もあります。そしてこれこそが、学者同士の意見の食い違いを招いているネック・ポイントになっているといえます。

催眠は、そこで起きている現象を第三者が外側から見て解釈したものと、催眠にかかっている人の中で起きている行動の原因には大きなギャップがあるのです。

特に、軽い催眠で暗示されて行った行動にはとても複雑な心理が絡み合っています。この複雑な催眠の構造をどれだけ読者に理解していただけるかが今回のテーマであり、私に課せられた使命だと思っています。

そこで、催眠誘導研究所では、プロに対する指導の際に、『催眠の概要図』を基に説明していくのですが、本書でも概要図を用いて、我々がプロに行ってきた指導をベースに説明を進めていこうと思います。理論と共に技法を詳しく説明していきますので、これから催眠療法を開始しようと思っている方はもちろん、すでに催眠療法士として活動している方も、一度今までの思い込みをフラットにして読み進めてください。必ず何かの気付きがあるはずです。

第1章の1ページ目を開くと催眠の概要図がありますから、この図を念頭に置いて読み進めていくと理解しやすいと思います。

また、本文の中で「催眠」「催眠法」「催眠術」と表現しているところがありますが、これはすべて同じ意味であり、その場面に応じて適していると思われる表現を用いています。

そして、催眠を施す者を「誘導者」または「催眠者」と表現し、催眠を受ける者を「被験者」、または「クライアント」と表現している場合がありますが、これもその場に応じて適していると思われるほうを用いています。

本書により、正しい催眠を学び、これから催眠療法士として活躍するあなたが、一人でも多くのクライアントを幸せに導くことを願っています。

２０１４年９月

林　貞年

催眠療法の教科書　目次

第Ⅰ章

催眠の概要と定義

第2章

催眠状態を作り出すための基礎知識

第3章

催眠状態へ導く方法

第4章 自己催眠の指導

第5章

催眠療法の実際

第1章

催眠の
概要と定義

図1 催眠概要図

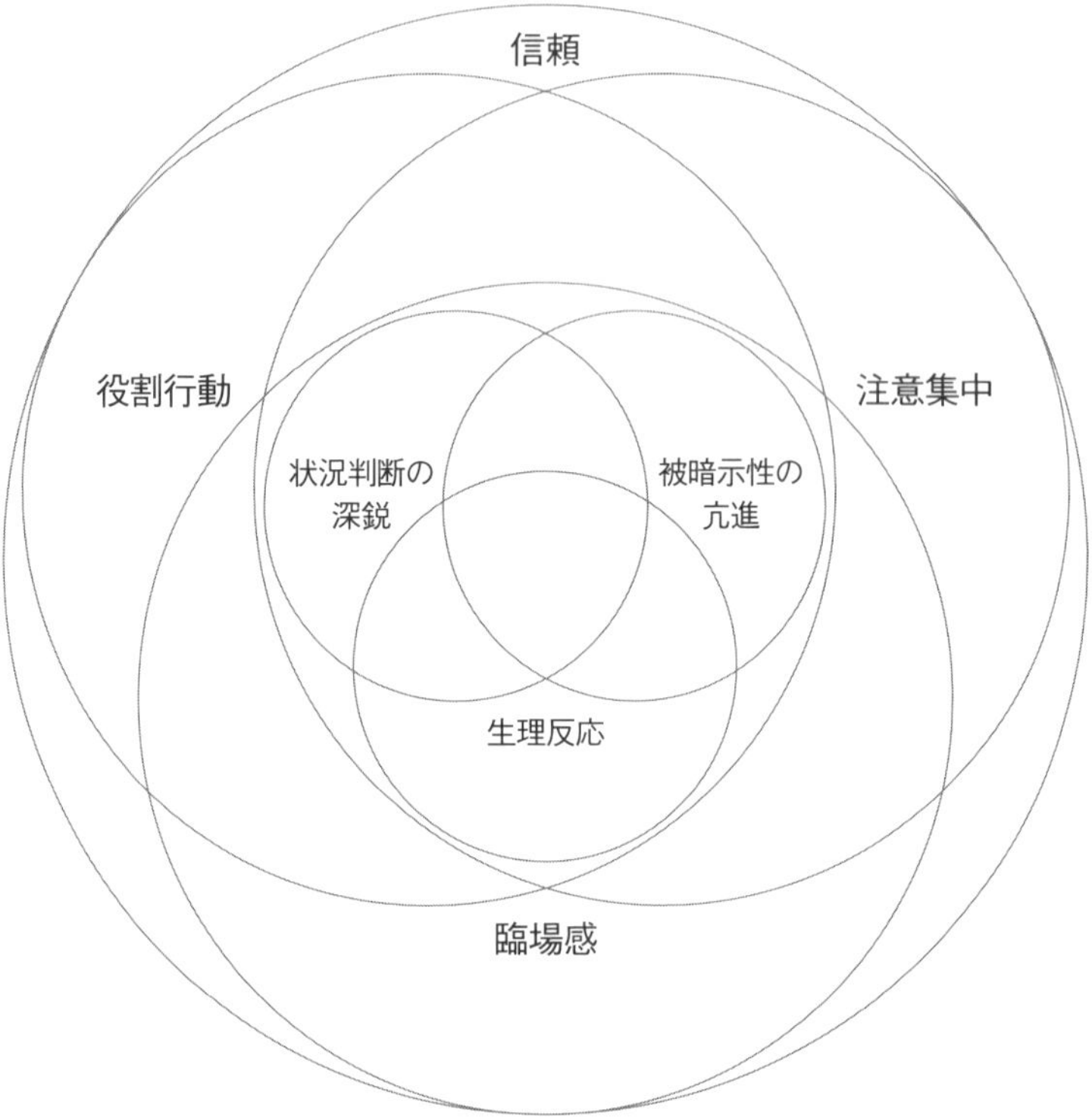

催眠は信頼という枠の中で行われる

催眠というのは数ある人間関係の中のひとつでしかありません。

あなたが友達と出会い、友達との関係を深めていくのと同じように、催眠もかける者とかけられる者との間に発生する人間関係を深めていくコミュニケーション・ワークなのです。

クライアントが誘導者を「催眠に誘導してくれる人」と認めた時点で信頼関係ができ、すべてはこの信頼関係の中で行われます。**(図1)**

この信頼（催眠関係）を『ラポール』といい、通常は催眠を開始する前に面接を行い、事前の話し合いの中で信頼関係を築いていきます。

ある程度クライアントが心をオープンにしてきたら、催眠状態へ誘導する作業を開始するのですが、そこで与えた暗示にクライアントが反応した時点で、催眠をかける者と催眠を受ける者との間に強い信頼関係ができます。

そして一度この催眠関係ができると、お互いがその関係を守ろうとします。

あなたが友達との関係を続けているうちに、友情が深まっていくのと同じです。

一度催眠暗示に反応すると、次に与える暗示に対し、被験者は積極的に受け入れる態勢になります。

そして、次の暗示に成功すると、さらに次の暗示が容易に入るようになります。

このまま順調に進むのが催眠誘導の理想的なあり方なのですが、すべての人がそう順調に進むわけではありません。

友達に対し、許す心の程度も、友情の深さも、人それぞれ違うように、催眠のかかり具合もやはり個人差があります。

たとえ、催眠関係が完全にできあがったあとでも、誘導者のほうが誘導者としてあるまじき行為をとると、その時点で催眠関係はもろくも崩れてしまうのです。

たとえば「コンビニで万引きをしてこい」とか「人を殴ってこい」などと暗示をしたら、即座にクライアントは『自発覚醒』（自分の力で催眠を解く）を行い、もう二度とあなたの催眠にはかからなくなります。

友達の関係でも、どちらかが裏切り行為をしたら、すぐに関係が壊れてしまうのと同じです。催眠関係も「信頼」という枠から1ミリでもはみ出したら、すぐに壊れてしまいます。

そこでできた信頼がインスタントであるがゆえに、催眠の関係は壊れやすいのです。

人間関係はどちらからでも断ち切ることができる

あなたが友達と食事に行ったり、映画を観に行ったり、恋愛の相談をしたりと、友達として交際をしている間に、友達との関係は深まっていきます。

あなたに辛いことが起きたら友達に相談するでしょうし、友達が悩んでいたら慰めるでしょう。そうやって友達としての関係を守り、お互いを大切にするはずです。

ときに友達はお金に困り、あなたに「1万円貸して欲しい」と言ってくることがあるかも知れません。

あなたは「1万円ぐらいならいいか」と貸してあげる。

しかし、その友達が突然マルチ商法にはまり、あなたに勧誘を迫ってきたとします。まるで洗脳されているかのように、勧誘のためのマニュアルをそのまましゃべり、あなたを誘ってきます。

でも、そのマルチ商法には100万円の費用が必要です。

いくら友達のためだとはいっても、さすがに100万円は出せません。

ここであなたは思い切って友達との縁を切ることを決断します。

催眠の場合はこの決断を潜在意識が瞬時に行います。

催眠は潜在意識を活性化させるものであり、潜在意識はその個人を守るために存在しているからです。潜在意識は自分を守るためなら手段を選びません。

催眠誘導の最中でも、誘導者が催眠現象を起こすための行為を行っている間は少々理不尽な暗示に対しても従順に従います。

でも「銀行強盗をしてこい」とか「誰かを殺してこい」などと暗示した瞬間に被験者は

催眠関係を断ち切ります。

どんな人間関係であれ、人と人が結ぶ人間関係はどちらからでも断ち切ることができるのです。

不妊症で産婦人科に通っている主婦は、産婦人科の医師として信頼を寄せ、すべてを見せる。でも、そんな医師に突然セックスを強要されたら、その場で医師と患者といった関係を断ち切るはずです。

また、医師の立場からしても、患者が治療費を払わなくなったら、医者と患者といった関係を保てなくなり、治療を続けることができなくなります。

人間関係は、上の立場であろうと、下の立場であろうと、信頼を失った時点でどちらからでも断ち切ることが可能です。その気になれば親子の関係だって切れるのです。

催眠に導くために必要な信頼関係とは

信頼関係にはいくつもの種類があり、催眠を行うためにはやはり催眠に必要な信頼関係があります。

たとえば、あなたがいつも食べに行く美味しい寿司屋があったとします。

そこの寿司屋に対して、必ず美味しい寿司を出してくれるという信頼をもっています。

その寿司職人がギャンブル依存症であろうと、女にだらしない人であろうと、美味しい寿司を食べたいときは、そこの寿司屋へ行くと思うんです。それは寿司屋としての信頼があるからですよね？　催眠も同じです。

クライアントを催眠に導くためには、催眠者としての信頼が必要なのです。

クライアントがあなたを催眠者として認めてくれたら、あなたが太っていようが痩せていようが、少々無愛想だろうが関係ありません。

催眠者としての信頼さえできれば被験者を催眠に導くことができるのです。

どれだけクライアントに優しく接しても、自分がどれだけ良い人間だとアピールしても、催眠者としての信頼が築けなければ、クライアントを催眠に導くのは無理です。

友達としての信頼関係で医者と患者といった関係が築けないように、ただ人柄が良いだけでは催眠者としての信頼は築けないのです。

それなのに、多くの催眠療法士がクライアントをもてなし、お客様扱いしています。

クライアントをお客様のようにもてなせばもてなすほど過剰協力が起きて質の良い催眠は作り出せなくなります。催眠に関する信頼以外は、多くの場合、邪魔になるだけです。

たとえば、家族同士で催眠をやる場合は、すでに家族といった催眠以外の強い信頼関係ができているので、ここから催眠関係を作り出すのはかなり困難です。

「いつも冗談ばっかり言っているお父さんが催眠なんてできるわけがない」
「あんなに勉強嫌いだった息子が催眠なんてできるはずがない」

こんなふうに、違うところで強い人間関係ができあがっている場合はその関係が催眠の邪魔をしてしまいます。

人間として欠落しているような印象を与えるのは良くありませんが、あなたが築かなければならない信頼を履き違えてはいけません。

ラポール形成は、自分の人間性をアピールするのではなく、催眠者としての信頼を作る作業なのです。

催眠形成のために不可欠な『一点集中の法則』

催眠療法士は、誘導の際、クライアントをリラックスさせることに全力を尽くします。

これは、催眠に必要な『一点集中の法則』を作り出そうとしているからです。

たとえば「あなたは立ち上がることができません」と暗示をかけたとします。

このとき、意識が普段の状態だったら、「本当に立ち上がれないのだろうか?」「そんなことあるはずがない」「きっと立ち上がれるはずだ」「でも、ここで立ち上がったら先生は気分を悪くするだろうな」などと、いくつもの考えが浮かんできます。

しかし、このとき被験者が催眠状態だったら、「先生が立てないと言っているのだから立てないんだ」といった一つの考えだけになります。

つまり、催眠暗示の邪魔をするのは雑念なのです。

与えた暗示を成功させるためには、被験者に雑念が浮かばないようにします。しかし、「雑念を浮かべないように」と指示をすると、『努力逆転の法則』が働いて、かえって雑念にとらわれてしまいます。

そこで役に立つのが脱力（リラックス）です。

「人は雑念と体の緊張が比例する」といった法則があります。

たとえば、家族のことで悩んでいたら、足が緊張しているかも知れませんし、お金のことで悩んでいたら、腰が緊張しているかも知れません。人を憎んでいたら首が緊張しているかも知れませんし、不安を抱えていたら、背中が緊張しているかも知れません。心と体は繋がっているのです。

努力して雑念を無くすのは難しくても、身体の力を抜くのは意識的にできますよね。身体の力が抜けてしまうと、それに比例して雑念も無くなります。

そして、一つのことに集中できるようになり、誘導者が「あなたは立ち上がることができない」と暗示を与えると、反発する他の考えは減少しているので、「私は立てない」というメッセージだけを飲み込むようになります。

この状態を『受動的注意集中』といいます。

誘導者の暗示を被験者が素直に受け入れるためには、雑念の浮かんでこない受動的注意集中状態になっていることが重要です。

つまり、催眠に誘導する際は、相手の注意集中を妨げる行為はすべて逆効果になってしまうというわけです。

そういえば、私のセミナーを受けに来てくれた生徒の中に、独学で催眠を勉強し、プロの催眠術師を目指している若い男性がいました。

彼はセミナーが始まる前に、突然、部屋の隅で女性の生徒に対し、催眠をかけ始めたんです。

お互いが椅子に腰掛けて、正面で向かい合わせになっていました。

彼は相手の女性に胸の前で両手の指を交互に組むように命じ、人差し指だけをまっすぐに伸ばすように指示をします。

そして、指の先が目の高さにくるように肘を持ち上げ、人差し指の先を見つめるように命じました。

そのまま彼は女性の人差し指を外側からつまみ、3センチほど広げて次のように暗示していきます。**(図2)**

「この指の先を見ていてください……ぼくが3つ数えて指を鳴らしたら、この指が寄り始めてくっついていきます……3・2・1！　ハイッ！」

こう言って、彼はつまんでいた女性の指を離しました。

図2　指の接近法

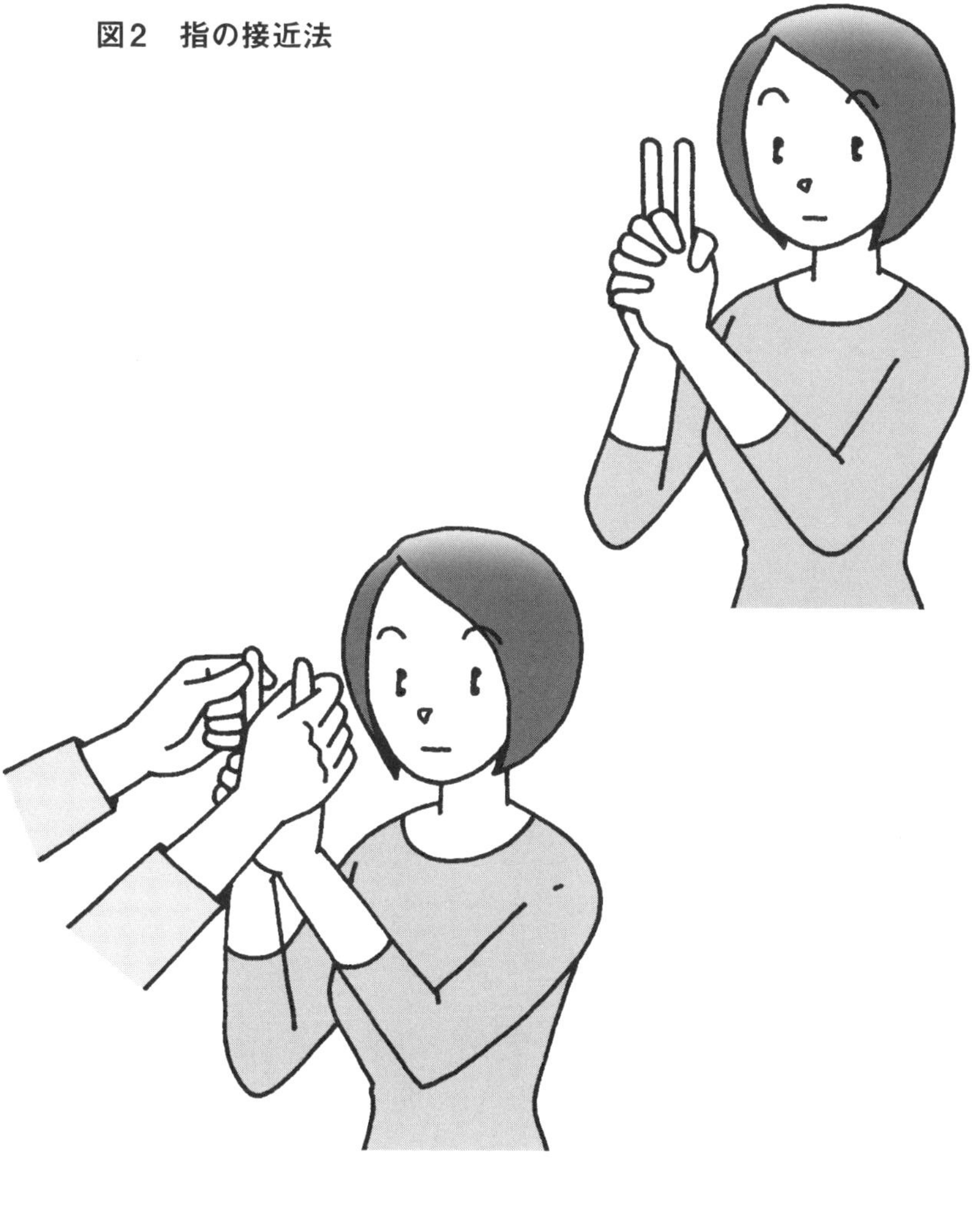

すると、暗示の通り、指は寄り始め、彼女の顔が真剣な表情になります。指はどんどん寄っていき、最後にはくっついてしまいました。

しかし、彼はこのあと思いもよらない行動を取ります。

この女性に「最近、雨が降ったのいつでしたっけ？」と聞くのです。

この質問で、指の先を凝視していた女性は目をそらし、左斜め上の方向に目線を向けたのですが、その瞬間、彼はここぞとばかりに「指がくっついて離れない!!」と大きな声で叫んだのです。

しかし、彼女の指はすんなり離れてしまい、彼の顔色をうかがいながら「開いちゃいました……」と申し訳なさそうにつぶやいていました。

私は、せっかく集中していた彼女の意識をどうして邪魔するようなことをしたのか理解できず、彼に聞いてみました。

どうやら彼は、ある催眠関係の本を読んだときに、「過去のことを思い出しているときは潜在意識が優先になっている」と書いてあったのを見つけ、「それなら何かを思い出しているときに催眠暗示を与えたらうまく入るのではないか？」と考えたらしいのです。でも、これは机上の空論です。

成功率を上げるためにいろいろ工夫するのはいいですが、せっかく集中している相手の意識を誘導者が壊してしまったら元も子もありません。催眠から一点集中の法則は絶対に外せないのです。

もし万が一、彼の考えた方法で指が離れなくなったとしても、それはすでに催眠にかかっていたか、誘導者に対する社交辞令です。

かかっていなかった相手が、彼の方法でかかることはありません。

催眠を独学で身に着けるのはいいと思います。でも、間違った基本が身に着かないように気をつけないと、彼のような発想をしてしまっては技術が進歩しなくなります。

どんな世界にも通じる事ですが、無駄なく上達していくためには、まず基本ができていることが絶対条件です。

アクの強い誘導スタイルは成功率を下げる

昔から、催眠をマスターしてしばらくすると、必ず一度はスランプに陥り、成功率が下る時期があると言われています。

こういった視点で生徒を観察していると、催眠に慣れてくるに連れて、その余裕がアクの強さを作り出してしまうことがあるようです。

たとえば、雰囲気を出しすぎて、すっとんきょうな声で「あなたはリラ～ックス～しま～す！　リラ～ックス～しま～す！」などと暗示をしたり、暗示をひとつ与えたりするたびに「そう！　そう！　そう！　そう！」と口癖のように連呼する誘導者も見たことがあります。

雰囲気を出すのはある意味必要です。でも、雰囲気を出し過ぎて、アクが強くなると、暗示の内容より、被験者はアクの部分に意識が奪われてしまい、成功率が著しく落ちてしまうのです。

暗示に感情を入れるのは大切です。でも、抑揚をつけるのと、アクを出すのとは違います。アクを出し過ぎるぐらいなら普通の語り口調のほうがよっぽどマシです。

ちなみに、私は催眠の先生ですから、できる限り個性を出さないようにしています。

催眠は特に師匠のアクの部分を真っ先に学んでしまうので、催眠の先生である以上、私はできる限り普通の語り口調で催眠をかけるように心掛けています。

また、手のしぐさなども雰囲気を出し過ぎて違和感が出たりすると成功率が下ります。とくに意識してやっているわけではないようですが、自分の暗示にリズムを付けるように、足踏みをしながら暗示を与える誘導者もいました。

これも、被験者が足踏みのほうに気を取られたら催眠に入っていけなくなります。

催眠は一点集中が命です。

暗示の内容に意識が集中するようにもっていかなくてはダメなのです。

私も催眠誘導研究所を設立する前に、著名な催眠家数名から何度か催眠誘導を受けたことがあるのですが、これは現代催眠という間接暗示を主とする誘導が流行り始めたころの話です。

私は現代催眠の研究をしていた催眠家の所へ足を運びました。

催眠が始まる前からどことなく話し方に違和感を感じていましたが、いつの間にか誘導が始まっていていて、あまりにも奇妙な話し方に、私はまったく集中できませんでした。

「あな……たは……わた……しの……呼吸が……深く……なるとき……目の前の……私……と……腕が……下って……」

このような語り口調で延々と話すのです。私は暗示に反応するどころか、「この人、本当に大丈夫かな?」と心配になったぐらいです。

催眠はお互いが催眠関係を守ろうとする心理作用の下で行われます。

そのために被験者の無意識は誘導者の期待に応えようとして待ち構えています。

でも、そこであやふやな暗示の伝え方をされたら、被験者はうまく期待に応えることができません。催眠関係を守りたくても守れなくなってしまうのです。

現代催眠といえば、なぜか「普段の会話の中に暗示を忍び込ませて相手に気づかれないように暗示を入れる」といったイメージがありますが、それを「こっそり暗示を与える」というふうに捉えていて、本末が転倒している人がたくさんいるのです。

催眠現象を起こすためには、こちらがして欲しい意図をはっきり明確に伝えることが肝心です。

被験者の無意識が「この誘導者は私に何をして欲しいのだろ?」と曖昧な伝わり方をす

るようでは、暗示云々の前にメッセージ自体が伝わっていないので、催眠現象が起こせません。

現代催眠の勉強を始めたばかりの人がよく陥る勘違いですが、巧妙なテクニックを仕掛けていると思って喜んでいるのは誘導者のほうだけで、そこでは何も起きていないのです。

暗示は「相手の無意識に、無意識に……」といった、意識を通り抜けることだけにこだわりすぎるととんだピエロになってしまうだけです。

催眠を受ける者は繊細な気持ちになっていて、誘導者の振る舞いに対し、とても敏感になっています。誘導者がこっそり何かをしようとしても、簡単に読み取られてしまうのです。

クライアントはこっそり何かを仕掛けているあなたより、責任感をもって、堂々と暗示を与えてくれるあなたに心を委ねるのです。

無意識の社交辞令――状況判断の深鋭とは

意識が集中して、雑念が排除されてくると、誘導者から与えられた暗示の受け入れを邪魔するものが減少し、暗示されやすさが高まります。

この暗示の受け入れやすさが高まった状態を『被《ひ》暗《あん》示《じ》性《せい》亢《こう》進《しん》』といいます。

そして、暗示されやすさが高まると、それに反比例するかのように『状《じょう》況《きょう》判《はん》断《だん》の深《しん》鋭《えい》』が活発になり、すべてにおいて自分を守る能力が活性化されていきます。

「この状況で私がどうすれば誘導者との関係を保っていられるだろう」
「この状況で私はどちらを選べば周りから可愛く思われるだろう」
「この状況でどんな行動をとれば自分にとって最良なのだろう」

このように状況判断が普段の意識状態のときに比べて比較にならないほど深く鋭くなります。

たとえば、ある会社の懇親会があり、そこに催眠術師が呼ばれ、余興を行うことになったとします。

そこで女子社員の一人が、催眠術師に「この場で一番あなたが憧れている人の首を絞める」と暗示をされたとします。

通常なら、たとえ冗談や真似事でも上司の首を絞めるなんてありえません。

しかし、この状況では「催眠にかかっている自分が上司の首を絞めることで宴会の場が盛り上がる」、そして「催眠にかかっていたから普段は絶対にしないこんなことをした」という大義名分があるので自分に責任はない。潜在意識は瞬時にここまで判断したうえで催眠暗示に反応しているのです。

いつもの状況判断とは違い、潜在意識レベルでの状況判断なので、意識の理解力がついていかず、自分の行動に驚くこともあります。

また、潜在意識の状況判断が働いているので、当然死んでしまうほど上司の首を絞めることもありまあせん。

このとき「あなたはこの場で一番憧れている上司の首を絞める」と暗示されているので、首を絞めたことは催眠のせいだということで自分に非は及びませんし、首を絞めた上司に対しては、「あなたは私の憧れです」というアピールができます。

ここまで状況判断の深鋭は自分のために貪欲な計算をしているのです。

また、テレビ番組で「催眠術で彼の浮気を暴く」といった企画があったとします。

彼女の前で彼に催眠術をかけ、「あなたは嘘をつくことができません」と暗示して、「あなたは浮気をしたことがありますか?」と質問されたとしましょう。

このとき周りがどんな反応を求めているか、自分がどんな反応をしたら周りの期待に応えられるか、そして自分の反応で彼女との関係がどうなるか、すべてのことを鋭く判断したうえで、自分にとってベターな行動をします。そこに真実はありません。

もし、これがテレビの企画ではなく、個人的に彼女と二人っきりで行われたとしたら、彼女との関係だけを考慮した行動になります。

つまり、周りの状況によっても催眠暗示の反応が左右されるわけです。

潜在意識の性質として、その状況の中で自分にとってちょうどいいものを選ぶようになっているのです。

想像以上に鋭い潜在意識の計算

ある催眠の講習会でデモンストレーションを行うと、極端に被暗示性の高い女性がいたそうです。

そこで講習会を行っていた講師は、その女性に次々と催眠暗示を施したらしいのですが、その中に「この会場の中にロマンスグレー（黒髪と白髪が混ざり合った頭髪）の人がいます……催眠から覚めてその人を見ると、あなたは頭をナデナデします」というパフォーマンスがあったそうです。

その女性は暗示の通り、目の前にいる紳士の頭髪を見て頭をナデナデしたらしいのですが、講習会終了後、彼女は帰りの新幹線の中でロマンスグレーの男性を見つけ、まったく知らないその人の頭をなでてしまい、何度も何度も謝ったというのです。

これも催眠関係を守るための社交辞令からくるエピソード作りです。

仲良くなった友達や恋人に一生懸命に尽くす人が催眠にかかると、こういった大袈裟なエピソードを生成する傾向があります。

催眠関係を守るための行為ですから、少々大袈裟な後日談にしていることも少なくありませんが、実際にこういった行為を行っていたとしても、新幹線の中の男性がもし暴力団のような人だったら、絶対にこのような行為は行っていないはずです。

この、すべてにおいて絶妙な判断をするのが状況判断の深鋭なのです。

暗示の長時間にわたる持続は状況判断の深鋭と催眠関係の強さ

催眠の暗示には色々なものがあり、催眠中に与えた暗示が催眠を解いたあとに効果を表す『後催眠暗示《ごさいみんあんじ》』というものがあります。

催眠術のショーなどでよくやる「あなたが催眠から目を覚ますと、私はあなたの肩を叩きますから、私に肩を叩かれたら、すぐに椅子から立ち上がってガッツポーズをとります」というようなやつですね。

あるとき、某テレビ番組でこの後催眠暗示が1週間後に効果を表すという企画実験を行っていました。

被験者にある音楽を聞かせ、「あなたは1週間後この曲を聞くと音楽に合わせて踊りだす」というものです。この被験者は1週間後、見事に後催眠暗示に反応しました。

これも、催眠関係ができている間は、被験者は自分のことを守ろうとするのと同時に催眠術師の面子も守ろうとします。

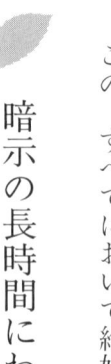

この番組で行われた後催眠暗示に対して、被験者の心理は1週間後も自分がテレビカメラで撮影されることを悟ります。

つまり、暗示を与えられてから1週間という期間の中で、催眠術師と自分との間にできた信頼関係が壊れない限り、この後催眠暗示は成立するというわけです。

たとえ本人は暗示のことを忘れていても、催眠関係を結んでいるのは潜在意識なので1週間後であろうと10日後であろうと催眠関係が壊れない限り反応してくれるのです。

起きた現象は同じでも力動源が違う

状況判断の深鋭の中には『無意識の社交辞令』というのがあります。

当然その人の中に社交辞令があれば、催眠にかかることで誘導者との催眠関係を保つために、潜在意識は社交辞令という能力を引き出してきます。

その人の中に無いものは催眠を使っても出てきませんが、催眠関係が強ければ強いほど、その人の中にあるあらゆるものを使って催眠関係を守ろうとするのです。

たとえば、被験者の被暗示性が亢進してくると、「あなたは猫になる」という暗示にも反応して、被験者は真剣に猫の振る舞いをします。

催眠ではこれを『人格変換』といいますが、実際には人格など変換されておらず、誰もがもっている演技能力を引き出してきただけなのです。

催眠状態では意識より潜在意識が優先になります。普段の意識でする真似がただの演技なら、潜在意識経由で引き出された演技能力が催眠でいう人格変換といえます。

被暗示性が亢進すると、状況判断の深鋭が働いて自分を守るための客観的な視野が大きくなっていきます。

つまり、催眠にかかればかかるほど、暗示に反応している自分を見守るように状況判断の深鋭が活発に働くのです。

たとえば、深い催眠に入っている被験者にスリッパを持たせて「それは犬です」と暗示すると、「かわいい犬〜」などと言いながらスリッパを大事に触ったりします。

催眠を解いたあとで感想を聞くと、「確かに犬に見えていましたね……」と言います。実に冷静かつ客観的に自分を捉えている感想です。

もし、本当に幻覚だけが発生して、状況判断の深鋭が起きていなかったら、一度催眠を解除した時点で怖くなって逃げ出すのではないでしょうか？

催眠にかかると、被暗示性の亢進に相反する形で状況判断の深鋭が活性化します。

この現象を『意識の双方性変化』といいます。意識の双方性変化は催眠が成立するための絶対条件です。**（図3）**

これに対し、悪徳占い師や悪徳霊媒師が「あなたには霊がついている」と言って恐怖に落とし込んだときは、相談者には自分を客観的に捉える状況判断の深鋭が働かないので、恐怖をまともに受けてしまうわけです。この状態を『意識の一方性変化』といいます。

２００６年に東京の東大和市で57歳の男性が暗示によって若い女性を11人も囲い込んだというういわゆるハーレム事件が起こりました。

この男性は、20歳の専門学校生を脅迫したとして逮捕されましたが、その際、押し入れ

図3　意識の双方性変化と一方性変化

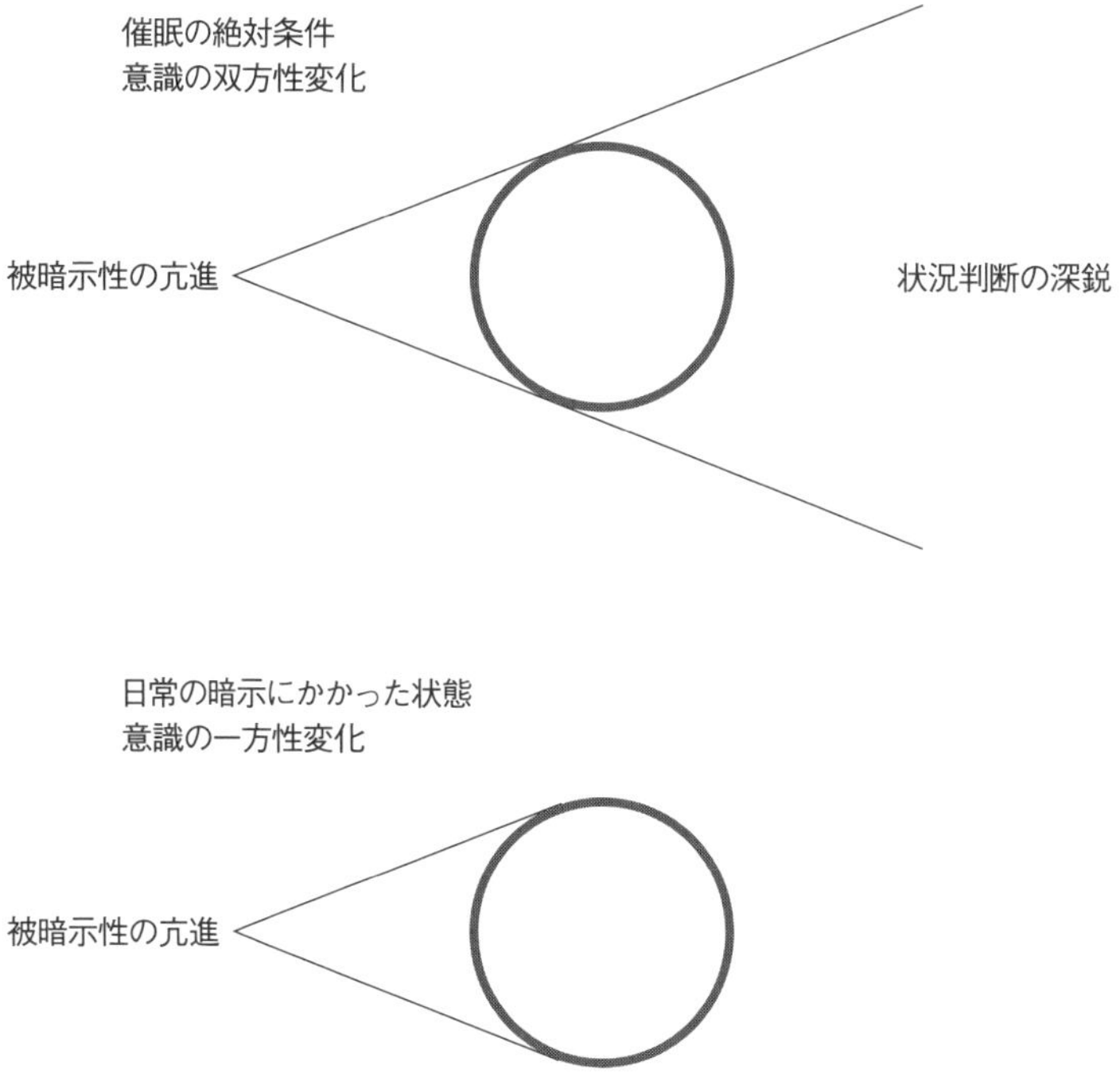

から催眠関連の本が大量に出てきたことで、テレビのニュースでも「催眠のテクニックを使っていたのではないか」と報道されました。

しかし、実際には「私は自衛官の元幹部で、周りにはスパイがいる……ここから出て行ったら肉をそがれてミンチにされるぞ」とか「ここでのことを他人に話したら、殺されたり、事故に遭遇したりするぞ」と脅していたのです。

つまり、ここで被害者に起きていたのは催眠ではなく、意識の一方性変化です。

中にはひとりぼっちの暮らしより、女性が大勢いる集団生活に居心地の良さを感じていた女性もいたらしく、自分の意思でそこに居る様子をおかしく思った警察が、押し入れから出てきた段ボール箱の中の催眠の書籍と関連づけたのだと思われます。

そして、彼女たちは「催眠術によってマインド・コントロールされていた」と報道されてしまいました。

一般警察には催眠の知識がないので仕方なかったのかも知れませんが、普通の意識状態でマインド・コントロールされることがあっても、催眠状態でのマインド・コントロールは不可能です。

催眠は相手に「これから催眠をかけます」と告知しなければ催眠に導くことはできません。この件についての詳しい説明は後の章でしますが、催眠をかけると言わずに催眠現象を起こすことはできないのです。

よく催眠といえば、犯罪の片棒を担ぐ道具のように言われたりしますが、詳しく中身を知ると、こんなもので殺人や強盗を強要するなどできないことがわかるはずです。

催眠の暗示より、普段の日常で与えられる暗示のほうがはるかに危険であることを理解してください。

催眠術はどこまで悪用できるのか

催眠の犯罪を話題にしたとき、必ず登場するのが催眠史上最大の事件と言われたハイデルベルク事件です。1930年、ドイツで不可解な事件が発生しました。

ある夫婦がいつものように夕食をとっていたときのこと、夫が突然、激しい嘔吐に襲われます。大事には至りませんでしたが、それから数日後、今度は食事の後のコーヒーを飲んだ途端、また激しい嘔吐に襲われるのです。

しかし、夫の周りで起きた不可解な出来事はこれだけに収まらず、今度はバイクのブレーキが壊れて、あやうく交通事故を起こしそうになります。

そのあと、すぐにバイクを修理に出したにも関わらず、数日後、またブレーキの故障で夫は転倒し、腕に怪我をしてしまうのです。

夫は度重なる不可解な出来事に悩み始めるのですが、その夫に追い討ちをかけるように、今度は妻の自殺未遂の知らせです。

ライン川に身を投げようとした妻を、家政婦がすんでのところで止めたというのです。

あまり頻繁に起こる奇妙な出来事に夫は不審を抱き、やがてハイデルベルク警察に助けを求めることになります。

警察が最初に容疑者としてピックアップしたのは妻でした。

そして、妻の取調べが進む中で、奇妙な言動が多々あることや、持病の胃痛や貧血の治療に関することを聞くと、ほとんど記憶に残っていなかったことに疑問を抱いた担当刑事は、法廷精神科医であるルドヴィヒ・マイヤー博士にこの事件の真相解明を依頼します。

婦人を取り調べたマイヤー博士は、数ヵ月後、「この事件は何者かの催眠術によって引き起こされたものだ」と報告するのです。

マイヤー博士は、婦人の記憶からは断片的にしか出てこない持病の胃痛や貧血の治療に関することを徹底的に調べました。

そして、その少ない情報の中でマイヤー博士は、担当医師が婦人の額に手を当てて「君の心は安らかになる……」と言うと、そのあとのことは覚えていないという婦人の証言に目を向け、この事件の背後には催眠術があるとにらんだのです。

マイヤー博士は催眠分析を試みて、夫人の記憶をさかのぼることにしました。

マイヤー博士の催眠によって引き出された記憶から、事件の真相は次のようになります。

まだ独身だったころ、持病の胃痛に苦しみ、専門の医者にみてもらうため電車でハイデルベルクへ向かっていた夫人は、途中、一人の紳士と知り合います。

紳士は婦人が座っていた前の席に座り、会話を交わす中で、婦人は自分の胃痛の話をするのです。

そこで紳士は夫人に「私は信仰治療の医師でベルゲンという者です。あなたの胃痛なら簡単に治せますよ」と言います。

しかしこの男は医師ではありません。ただの詐欺師です。

今回の事件とは別の詐欺事件を捜査していた警察署では、自分を医師であると自称するフランツ・バァルターという詐欺師をすでに逮捕していて、不審な共通点に気づいた警察は、この男の写真を夫人に見せます。すると、ベルゲンという医師と同一人物だったことが判明し、今回の事件に関しても取り調べることになったのです。

このバァルターという男は、夫人を催眠術にかけたことを認め、婦人の料理にキノコの毒を入れさせたことも、コーヒーに農薬を入れさせたこともバイクのブレーキに細工をさせたことも自供しました。

これが催眠史上最大といわれる事件の記録です。

バァルターはこの供述を自慢げに語ったといわれています。

この事件は、ルドヴィヒ・マイヤー著『Das Verbrechen in Hypnose』（催眠状態のもと行った犯罪）に詳しく示されています。

さて、この事件の話を聞いた人は「催眠術って悪用できるじゃないか」と思うでしょう。

しかし、冷静になって考えてください。もし、催眠を使うことでこんなことができるのなら、世界各国には催眠術師、催眠療法士、催眠愛好家と、数え切れないほどの催眠家がいるにもかかわらず、この手の事件が少なすぎるのです。

催眠が技術的な形になったのは16世紀のことです。催眠が人間をここまで操れる術だとするなら、あまりにも事件が少なすぎるのです。

つまり、何事にも異例があるように、この事件も異例だったのです。

人間の殺人とか自殺といった本能的な行為は、大脳の扁桃核《へんとうかく》が司っています。この扁桃核が催眠の影響を受けることはまずありません。

催眠状態のときは誘導者の暗示で自分に起きる反応を客観的に見守っています。つまり殺人や自殺といった行為を実行させるのは不可能なんです。

どんな物事にも異例や異常があるように、この事件でマインド・コントロールされた婦人は大脳の扁桃核や身体的に特異体質だったと考えるのが自然なのです。

元々この婦人は重度の貧血症状など、大脳の働きに直接影響するような持病をもっていたこともあり、催眠の条件である意識の双方性変化ではなく、一方性変化が起きていたと考えられるのです。

もし、フランツ・バァルターという詐欺師が催眠技法ではなく、ほかの心理誘導を身に着けていても婦人はマインド・コントロールされていたでしょう。

また、何よりも、この事件はまだ催眠がほとんど解明されていなかった1930年に記録されたという部分が肝心なところです。催眠を知らない者が残した調書なら、当然、偏見も影響しているでしょうし、もしこの事件が今の時代に起きていたなら、残された記録も違っていたでしょうね。

催眠術で異性の恋愛感情はコントロールできるのか

催眠の深度も中程度を過ぎると、痛みやかゆみのような感覚を暗示で作り出すことができます。食べ物の味を変えたり、匂いを変えたりと、五感は自由に操作できます。「心頭《しんとう》を滅却《めっきゃく》すれば火《ひ》もまた涼《すず》し」といわれるように、心の状況によって感覚は変化するので、やはり誘導者との催眠関係を保つために、被験者の潜在意識は感覚を変えて誘導者の期待に応えようとするんですね。

また、悲しい、楽しい、嬉しいなどの感情、つまり喜怒哀楽も暗示で自由になります。では、感情が操作できるのなら、異性に対する好き嫌いの感情も操作できるのでしょうか。これも意識の一方性変化のもとで起きているのなら可能でしょうが、残念なことに催眠では常に双方性の意識変化が起きているので、恋愛感情を操作することはできないのです。

ところで、先日、大阪の出張先で、たまたま催眠を勉強しているという方に出会いました。

お互いが休憩室でお茶を飲んでいたのですが、わずかな時間の中で、彼は自分が催眠を習ったときの話をしてくれました。

彼が催眠を習いに行った受講会では、途中、女子高生のような女性モデルに催眠をかけて、「君は僕を好きになる」と暗示して見せていたらしいのです。

しかし、それを疑問に思った彼は「林先生の書籍では、催眠術で恋愛感情はコントロールできないと書いてありましたが……」と意見すると、そのセミナー講師は「林さんは催眠の悪用を避けているんです。本当はできるんだけど、できないと言っているんですよ……現にあなたは目の前で見たでしょ？ この通りできてるじゃないですか？」と言ったそうです。

冗談じゃない！ 私は催眠の悪用を避けているわけではありません。ただ真実を伝えているだけです。

私が「催眠で恋愛感情は操作できない」と主張しているのは、間違った知識を持っているといくら催眠の勉強をしてもそこから進歩しないからです。

日本人は本当に器用だし、研究熱心だし、間違った知識を持たずにやっていけば、催眠の先進国にも絶対に負けないスキルを持てると私は信じています。

「催眠術で人を好きにさせることはできない」と知っていて、エンターテイナーとして商売をしているのなら立派なビジネスだと思いますが、もし本当に催眠術で恋愛感情が操作できると思っている催眠術師がいるとしたら、その人は催眠現象が起こる原理すらわかっていません。

私がセミナーなどで、受講生からこの件について質問がきたとき、女性の目の前に初対面の男性を連れてきて、あえて一度「あなたは彼が好きで好きでたまらない。彼に冷たくされればされるほど好きになってしまう」と暗示をして見せます。

そのうえで恋愛感情が操作できないことを説明するのですが、あるとき、男性モデルの適任者がいなかったので、私自身が相手役になり、「あなたは私が好きになる……そして私があなたに罵声を浴びせれば浴びせるほどあなたは私が好きになってしまいます」と暗示をしました。

そして私はその女性に対し、冷たくあしらったり、軽く罵声を浴びせたりと、覚めた態度をとったのですが、彼女は私の腕を握って離さなくなり、顔も私のことが好きだといった表情をしてくれます。

そこで、「悪いけど君にまったく興味がないんだけど……」と冷たく言うと、ボロボロ泣き出したりします。

このように、私が暗示したことに忠実に反応してくれたのですが、催眠を解いて感想を聞くと、彼女はこう言いました。

「本当に好きになってた～不思議～、あの……もう一回やってもらっていいですか……？」

本当に恋愛感情が操作できるとしたら、好きでもない相手を好きにさせられているんですよ。「もう一回やってもらっていいですか……？」などという言葉が出てくるでしょうか？

「好きになる」と暗示された被験者は自らその現象を楽しんでいるのです。

こういった感情に対する暗示を受けているときの状態を、日常生活の中でわかりやすく説明するなら、映画を観ているような状態です。

悲しい映画を観ているときは感情が揺れ動いて涙を流します。映画に感情を操作されているわけですね。

でも、たとえ感情移入していても、映画を観ているから涙を流していることを客観的に理解している自分がいます。

もし、映画を観ていることに気づかずに涙を流している人がいたら、そこで起きている意識の変化は一方性ですが、映画の中で殺人事件があったからといって、警察へ電話している人はいないでしょう。

催眠の場合もこれと同じです。被験者は自分が催眠の暗示によって泣いたり笑ったりしていることを、ちゃんと認識しています。映画を観てドキドキハラハラすることを楽しんでいるように、催眠も自分に起きているリアル感を楽しんでいるだけなのです。

間違っても、催眠で恋人を作ったり、結婚相手を作ったりできるなんて思わないでくださいね。

力動源が変わる暗示の与え方

催眠にかかると、被験者は誘導者の暗示に忠実に従うようになります。第三者から見ると、どんな命令にでも従っているように見えたりします。

では、催眠にかかった被験者は誘導者に対して逆らう能力を失っているのかというと、そうではありません。

何度もいうように、催眠関係を保つために被験者の潜在意識は誘導者の暗示にできるだけついていこうとしているだけなのです。

たとえば「あなたは椅子から立てない」と言って、被験者の行動を制御する暗示を与えたとします。被験者の被暗示性が高まっていれば、筋肉の緊張という能力を引き出してきて、誘導者の期待に応えようとするでしょう。

これも、上手に暗示を与えてあげれば被験者は容易に反応できるわけです。

でももし、ここに二人の誘導者がいて、それぞれ被暗示性の高まっている被験者に暗示を与えたとします。一人目の誘導者は「あなたは椅子から立てない」と暗示します。

次の誘導者は「あなたは椅子から立てないでしょう……なぜか解らないけどそうなるでしょう…きっとそうなります……」といったように、心なし自信に欠ける暗示の与え方をしたとします。暗示を与えられた被験者はどちらも立てなくなります。

しかし、前者は暗示がストレートに入っていますが、後者は自信の無さが伝わって、暗示が弱くなっています。

冒頭の図（14ページ参照）を見ていただけたらわかりますが、後の誘導者に暗示を与えられた被験者は『役割行動』のほうに偏ってしまい、周りから見たら同じように椅子から立ち上がれなくなっていますが、気持ちの中では催眠ではなく、自分の意思でやっているように感じるのです。

このように、催眠にはかかっているんだけど、なんとなく自分の意思で行ったような反応を『催眠性役割行動』といいます。

下手な暗示を与えても、催眠から完全に覚めていなければ、被験者は無意識の社交辞令を使ってでも催眠関係を保とうとしますが、起きた現象は同じでも、誘導者の言葉が微妙に違っただけで力動源がぜんぜん違うものに変わってしまうのです。

催眠にかかっていても、ひとつの観念で行動するのではなく、催眠というフィールドの中で力動源が移動することを把握しておいてください。

また、社交辞令といえば、意識的なものをイメージすると思いますが、その人の中に社交辞令があれば、意識的にも無意識的にも使うことができるのです。

この社交辞令を無意識経由で引き出してきたものが無意識の社交辞令であり、状況判断の深鋭の中にある能力のひとつなのです。

意識が内側に向いた催眠状態ではイメージに臨場感が出る

想像してください……。

今、あなたの目の前に黄色いレモンと果物ナイフがあります。

あなたは果物ナイフを手に取り、レモンを半分に切ります。真ん中あたりにナイフを差し込むと、レモンから果汁がブチュッと噴き出します。

半分に切ったレモンからポタポタと果汁が落ちています。あなたはその半分のレモンを口に運び、しずくがポタポタと落ちているレモンをガブッとかじります。

どうでしょう？　口の中に唾液が出てきませんでしたか？

レモンを食べれば当然、唾液が出てきます。でも、あなたが食べたのは実際のレモンではなく、空想のレモンです。それでも唾液は出てきました。

これは、「潜在意識は空想と現実の区別がつかない」ことを意味しています。そして、催眠は潜在意識を活発にする心理技術ですから、催眠が深くなるにつれてイメージに臨場感が出てきます。

「あなたはリンゴを持っている」と暗示すると、被験者は本当にリンゴを持っているような感触があります。

それなら、催眠がどんどん深くなると、最後には空想が現実のようになって、現実に起きているることが空想のようになってしまうのか？　というと、そうではありません。

催眠状態では、意識の双方性変化が起きているので、リンゴを本当に持っているような感触はあるけれど、それが実際のものではなく、イメージであることをしっかりと認識しているのです。

後ほど詳しい解説と具体的な方法は説明しますが、このイメージに臨場感が出て、なおかつその臨場感はイメージであることを認識しているこの催眠特有の現象が催眠療法でもっとも活躍する部分なのです。

第2章

催眠状態を作り出すための基礎知識

ナンシー学派とエミール・クーエ

暗示には他人を誘導する『他者暗示』と、自分自身にかける『自己暗示』があります。それでは暗示について、少し昔にさかのぼって説明していくことにしましょう。

催眠現象自体は原始時代からあったとされていますが、現在のように、催眠という形になったのは18世紀ごろからです。

ウィーンの医師アントン・メスメルは「この宇宙には動物磁気というエーテルが満ちていて、人の身体はこのエーテルの流れが悪くなったり、滞ったりすると変調をきたすのだ」と唱えました。

そして、メスメルは、自らを伝道師と名乗り、メスメルが病人に手をかざすとエーテルの流れが正常に戻り、病気が改善されると主張したのです。

現に、メスメルに手をかざされた患者は、痙攣発作を起こしたり、眠ったような状態になったりして、目が覚めたあとには病気が治っていたといわれています。

のちに『メスメリズム』と呼ばれるようになったこの方法に対し、異を唱えた者は大勢いて、その一人がポルトガル出身の僧侶ファリアです。

ファリアは、メスメルのいう動物磁気の存在を完全に否定し、「眠れ……眠れ……」という言語（暗示）だけで患者を眠ったような状態に導くことに成功しました。

これが『言語暗示』の始まりです。

これに対し、メスメルの行っていた患者に手をかざす（パッス法）はしぐさの暗示、つまり『非言語暗示』になります。

そして、このファリアに賛同するかのように、フランスで医師をしていたリエボーとナンシー医科大学で教授をしていたベルネームは「催眠など無い、あるのは暗示だけだ」と唱えました。

催眠の歴史の中では、彼らを『ナンシー学派』といいます。

さらに、リエボーに師事していた薬剤師のエミール・クーエは「暗示など無い、あるのは自己暗示だけだ」と唱えたのです。

催眠で与えられた暗示が他者からのものでも、その暗示を受け入れるかどうかの最終的な判断は受ける側にあるということから、クーエの見解は正しいとされています。

催眠にかかった被験者は、判断力も何も無くなっていて、誘導者の暗示がすべてリアルタイムで入っていくと思っていたら大間違いです。

催眠にかかっている被験者は、誘導者の言動を「これは暗示」「これは指示」「これは雑談」といったように、きちんと聞き分けているのです。

だから、私が催眠指導のセミナーを行うときでも、モデルを催眠状態にしたまま、その横で生徒に向かって講義をしても、モデルはその言葉に反応しないのです。私の言葉を常に聞いて「これは私に対する暗示だな」と思ったときだけ反応するわけです。

つまり、暗示として受け入れるかどうかの判断は被験者に選択権があるということです。

では、ここでひとつ暗示を成功させるためのコツをひとつお教えしておきましょう。

被験者は誘導者からの暗示を期待して待っています。そして、「これは暗示だから反応しよう」「これは暗示ではないから反応する必要は無い」と判断をしながら誘導者の言葉を聞いています。ということは、暗示は暗示らしく、そして暗示の終わりをきちんと告げてあげることで被験者は反応しやすくなるわけです。

たとえば「あなたは声を出すことができません！」と暗示を言い終わったら、指をパチンと鳴らして、暗示を言い終わったことを教えてあげるのです。もちろん指を鳴らさなくても、手を叩いてパンッと音を出しても大丈夫です。要は暗示の終わりを教えてあげればいいのです。

すると被験者は「あなたは声を出すことができません！」がひとつの暗示なんだなと、ワンフレーズの暗示として飲み込みます。

催眠現象をうまく起こすためには暗示の終わりを教えてあげる何かしらの合図が必要なんですね。

このように、指を鳴らしたり、手を叩いたりして暗示の終わりを知らせる行為を催眠では『ラスト・シグナル』といいます。

ちなみに、「あなたの腕は曲げることができません!!」と、最後の部分だけイントネーションをつけるような、言葉の言い回しだけで暗示の終わりを告げるものを『ラスト・イントネーション』といいます。

誘導をスムーズにするために催眠深度を頭に入れておく

催眠を作り出すには暗示が必要ですし、高度な暗示を入れるためには深い催眠状態が功を奏します。お互いに相乗的存在であり、催眠状態を深めるには、暗示は不可欠なのです。

「催眠にかかると覚めるまで抵抗できないんですよね……」
「催眠にかかると言われた通りになってしまうんですよね……」
「催眠にかかると判断力がなくなるんですよね……」

このように、催眠を知らない人は〝かかる〟〝かからない〟の間にボーダーラインがあるような考え方をしてしまいます。

しかし「ここまでが覚醒状態で、ここからが催眠状態だ」と線を引くのは難しく、この件については専門家の間でも議論が絶えません。

催眠にも暗示にも、ハッキリとしたボーダーラインは引けないということを理解していただいたうえで、次のことを頭に入れておいて欲しいのです。

誘導の際の無駄を無くすためにも、催眠には深さの段階があることを覚えておいてください。また、あまり細かく段階を分けると、かえって混乱を招きますので、被験者を催眠に導入するときは、次の5段階に分けてリードするといいでしょう。

・第1段階（筋肉操作の時期）
・第2段階（感覚操作の時期）
・第3段階（感情操作の時期）
・第4段階（記憶操作の時期）
・第5段階（幻覚操作の時期）

第1段階では、随意筋（意識で動かせる筋肉）不随意筋（無意識に活動している筋肉）問わず、暗示で影響を与えることができます。

「まぶたが下がる」「まぶたが閉じる」「手が勝手に動く」「上半身が左右に揺れる」「上半身が前後に揺れる」など、また、直立させた被験者に「後ろに倒れる」と暗示するのも可能です。

この無意識に動くという暗示のほか「まぶたが開かない」「合わせた手は離すことができない」「落ちたボールペンを拾うことができない」「椅子から立てない」「歩けない」などといって、筋肉を硬直させることもできます。このように、「○○できない！」という動きを制御するような暗示を『禁止暗示』といいます。

ちなみに、この筋肉が暗示で硬直した状態を催眠では『カタレプシー』といいます。

次の第2段階では、五感に影響を与えることができます。

たとえば味覚の操作なら、水を「コーラです」と言って手渡せば、本当にコーラの味になりますし、嫌いな食べ物を好きな食べ物の味に変えることもできます。

嗅覚の操作ではチューインガムを一枚手渡して、「レモンの匂いがします」「今度はリンゴの匂いがします」「今度はオレンジの匂いがします」というように、どんな匂いにでも変えることができます。

触覚の操作では、ペイン・コントロール（痛みの操作）が可能なほか、被験者の手のひらの上にコインを乗せて「そのコインが熱くなる」と暗示することもできます。「腕にアリが這っている」と言えば、本当にアリが這っている感触があります。

聴覚の操作では、「遠くから鈴の音が聞こえる」「ドアを開ける音が聞こえました」「私の声以外は何も聞こえない」など、音を作り出すことも、逆に無くすこともできます。

視覚の操作では、イメージを自由にできます。

「あなたは草むらに居ます」と言えば草が見えますし、「今、海を見ています」と言えば海が見えます。ただし、感覚操作の段階ではまだ中程度の深さですから、被験者が目を開けた状態では失敗する可能性が高いです。

私の経験上、味覚や嗅覚は比較的、無難に起こりますが、触覚、聴覚、視覚に関する暗示は、少しシビアになります。中でも、触覚は目を開けていてもそれなりに反応しますが、聴覚は目を閉じてもらっていたほうが無難です。

視覚の場合は目を閉じるだけではなく、「眠る」とか「力が抜ける」といった暗示を繰り返し与えて、できるだけ被験者の身体から力を抜かせたあとでイメージが浮かぶ暗示を与えたほうが失敗を少なくできるでしょう。

さらに、中程度の深さに到達していると、感情もある程度の操作が可能です。

たとえば「悲しくなる」と言えば悲しくなり、中には泣き出す被験者もいます。ほか「面白くて笑いが止まらない」「腹が立って怒りが収まらない」など、喜怒哀楽といった感情はすべて暗示で操作できます。

さらに催眠が深化すると、記憶操作の時期といって、「数字の7を思い出せない」と暗示して、被験者に10まで数を数えさせると、7を飛ばして数えたりします。

また、「名前を忘れる」と暗示をすると、被験者は自分の名前を思い出せなくなります。

このように、意図的に健忘を起こす暗示を『健忘暗示』といいます。

ちなみに、このとき暗示は「名前を忘れる」という内容になっていますが、実際は忘れているわけではありません。

記憶には覚える能力と、覚えたことを持続する能力と、それを思い出す能力があります。

自分の名前を記憶から消すことなどできないので、先ほどの暗示を与えられた被験者は、思い出す能力を一時的に抑えつけることで誘導者の期待に応えているのです。

その証拠に「暗示が解ける」と言うと被験者はすぐに名前を思い出します。もし本当に忘れてしまっていたのなら「暗示が解ける」と言うだけでは名前は復活しないはずです。

「あなたの名前は○○○○というのですよ」と、忘れてしまった名前を教えてあげなければ出てこないはずですよね。でも、催眠で健忘を起こした被験者は、「暗示が解ける」と言うだけで一人残らず思い出します。つまり、記憶から消えていたのではなく、その人の中にあったという証拠です。

こういった、忘れさせるといった内容の暗示に対し、普段は意識に上ってこない過去の記憶を思い出させる『逆行催眠』とか『年齢退行』という催眠技法もあります。

逆行催眠、年齢退行については、催眠療法に大きく関わってきますので、後ほど詳しく説明します。また、この段階ぐらいで『後催眠暗示』も顕著になります。

たとえば、「私があなたの催眠を解いたあと、私が咳払いをしたら、あなたはどんなときでも椅子から立ち上がって、お辞儀をしながら『ごめんなさい』と言います」と暗示しておけば、催眠を解いたあと、誘導者が咳払いをするたびに被験者は椅子から立ち上がって頭を下げながら「ごめんなさい」と言います。

また、『人格変換』もこの段階でしっかりとしてきます。

「あなたは鳥になる」と言えば、被験者は両手で羽ばたいて鳥になりますし、「あなたは竜巻だ」と言えば、体をグルグルひねって竜巻になります。

ただ、先ほども言いましたように、竜巻に人格があるわけもなく、被験者は催眠関係を保つために演技能力を無意識経由で引き出してきているだけです。

催眠には、このように、適切ではないにも関わらず、初期の頃に付けられた名前が現在でもそのまま使われていることが少なくありません。それでも、催眠を学びはじめた人が昔の資料を見たときに、混乱を起こす場合もありますから、私はあえて昔に付けられた名前をできるだけそのまま使うようにしています。ですから、原理をきちんと把握したうえで、名前はひとつのネーミングとして解釈していただけたらと思います。

さて、さらに催眠が深化して、深催眠状態まで達すると、被験者が目を開けていても暗示で幻覚や幻聴を作り出すことができます。

「私の手のひらからなつかしい音楽が聞こえます」と言って、被験者の耳に手のひらを近づければ、被験者には本当になつかしい音楽が聞こえてきます。

幻覚では、被験者の目の前に椅子を置いて「その椅子にあなたが逢いたい人が座っています」と言えば、被験者には本当に逢いたい人が見えます。このように、無いものがあるように見える幻覚を催眠では『プラスの幻覚』とか『正の幻覚』といいます。

また、目の前に置いた椅子が「見えなくなる」と言う暗示を与えることもできるのですが、これは存在しているものが見えなくなる幻覚ですから、『マイナスの幻覚』とか『負の幻覚』といっています。

催眠の深さ、そして被暗示性には当然、個人差もあれば、例外もあります。それでも、大まかな目安をつけて誘導を開始しなければスムーズな誘導はできません。

催眠療法を行う際にも被験者の状態がある程度推測できなければ、カウンセリングも進まなくなります。暗示が入る時期、そして深さの段階が頭に入っていないということは、道を知らない運転手が地図を持っていないのと同じです。

催眠深度はしっかりと頭に入れておくようにしてください。

催眠を作り出すためにもっとも重要な基盤暗示

人を催眠に導くとき、何よりも重要なのが『基盤暗示』（ベイス・サジェスチョン）です。

催眠を作り出すためには、相手の基盤暗示が『催眠』になっていることが絶対条件です。

基盤暗示といえば、先日ある外資の雑誌社から問い合わせがあり、催眠についての質問を受けたのですが、そのときの説明の途中で基盤暗示の話が出たので再現したいと思います。

「○○○（某国）で催眠術による犯罪が起きたんです。今、記事にする前の検証を行っているところなんですが、ご協力いただけますか？」

私に電話をくれたのは、日本の部署の日本の方です。

「どんな事件なんですか？」

「○○○（某国）で、大手企業の女子社員が催眠術師に催眠をかけられて、会社のお金を引き出したんです。女子社員は『知らない間に催眠術をかけられていた』と言っているそうなのですが……」

「それはありえないです」

「どうしてですか？」

「催眠は『これから催眠をやります』と告知してからでないとかかりませんから……」

「何人か、催眠家の方に問い合わせしましたが、みなさんそうおっしゃるんです。私にもわかるように説明していただけませんか……？」

「催眠現象を起こすためには〝基盤暗示〟が催眠になっていることが条件です」

「基盤暗示……？」

「たとえば、『私は催眠術師です』と自己紹介して、被験者の頭の上に手をかざします。この場合、被験者は『今、催眠を受けている』と認識しているので、基盤暗示が『催眠』になっています。この状態で身体が揺れたり、体温に変化が出たりすると、『私は催眠にかかったんだ』と認識して催眠に入っていきます」

「なるほど……」

「では、次に、別の被験者に同じ手順で『私は気功師です』と自己紹介して、被験者の頭に手をかざしたとします。このとき同じように身体が揺れたり、体温に変化が出たりしたとしても、被験者は催眠だとは思わず、『私は〝気〟の影響を受けて身体が揺れている』

と認識します。その後は気功師の手の動きに合わせて身体が右や左に動くようになりますね……このときの基盤暗示は『気功』です」

「なんとなくわかってきました……」

「つまり、同じ現象を起こしても、心の状態（基盤暗示）によって、できあがるトランス状態（意識が変化した状態）が別のものになるんです」

「そういうことなんですね……」

「だから、今あなたのデスクの隣に居る人の頭に手をかざしても、きっと何も起こらないと思うんです……その人にはトランスに連動する基盤暗示ができていないからです……」

「なるほど、なるほど……そういうことか……ところでちょっとお聞きしたいのですが……『ジプシー』という言葉に心当たりはないですか……？」

「ジプシー？」

「現地からの情報で、マインド・コントロールというキーワードと、ジプシーというキーワードが来てるんですがね……」

「それ、もしかしてジプシー民族のことですか？」

「西ヨーロッパとあるんですが……」

「たぶんジプシーという移動民族のことだと思いますよ……マインド・コントロールの能力を持つと言われている謎の集団ですよね……」

「それはジプシーが人の心を操れる超能力を持っているということですか？」

「違います……もし、いろいろ言われているように、ジプシー民族がマインド・コントロールに長《た》けていたとしたら、それは観察力と計算力に優れているんですよ……超能力ではありません」

「観察力と計算力？」

「はい、心理誘導は観察と計算ですからね……」

こんなやり取りをしました。

基盤暗示については理解していただけたと思いますが、やり取りの最後に出てきた「観察」と「計算」は催眠にとっても重要です。

たとえば、雑談をしていても、他人の意見を素直に受け入れる人と、これといって理由もないのに逆らう人がいますよね。

相手の話をよく聴いているとわかると思います。この見極めが観察です。催眠を行う場合でも、相手が素直な人なら「あなたは後ろに倒れる」と暗示すれば、だいたい後ろに倒れるでしょうが、逆らうのが癖になっている人には、まともに暗示してもうまくいきません。

そんな人には、「あなたの身体は前に前に引っ張られていきます……」と暗示を繰り返し、その暗示に逆らい、身体が後ろに傾いてきたところで、「前に前にどんどん引っ張られながら、あなたの身体は後ろに倒れていきます」と暗示します。

これが計算です。

つまり、観察と計算に優れている人が他人をコントロールするのが上手なんです。

催眠では、この観察能力を『キャリブレーション』といって、練習によってスキルアップしていきますが、ときに生まれ持っての驚異的な観察力と計算力を持った人がいることも確かです。

ジプシー民族は、遺伝子レベルでこの観察と計算の優れた能力の持ち主なのだと思われます。

ちなみに、この雑誌社のいう、催眠にかけられて会社のお金を引き出した女性は、恋人の男性に膨大なお金を貢いでいたらしく、「催眠術にかけられていた」と述べたのは、逮捕されたとき、とっさに思いついた女子社員の逃げ口上だったのです。

この暗示技法を身に着けたら催眠は手に入れたも同然

催眠をかけるためには、まず暗示技法を身に着ける必要があります。

暗示技法にはたくさんの種類がありますが、最低でもこれから述べる二つの技法が身に着いていなければ催眠をかけることはできません。

しかし、この二つの技法が使えるようになったら、もう催眠は手に入れたも同然なので

図4　座位後倒法

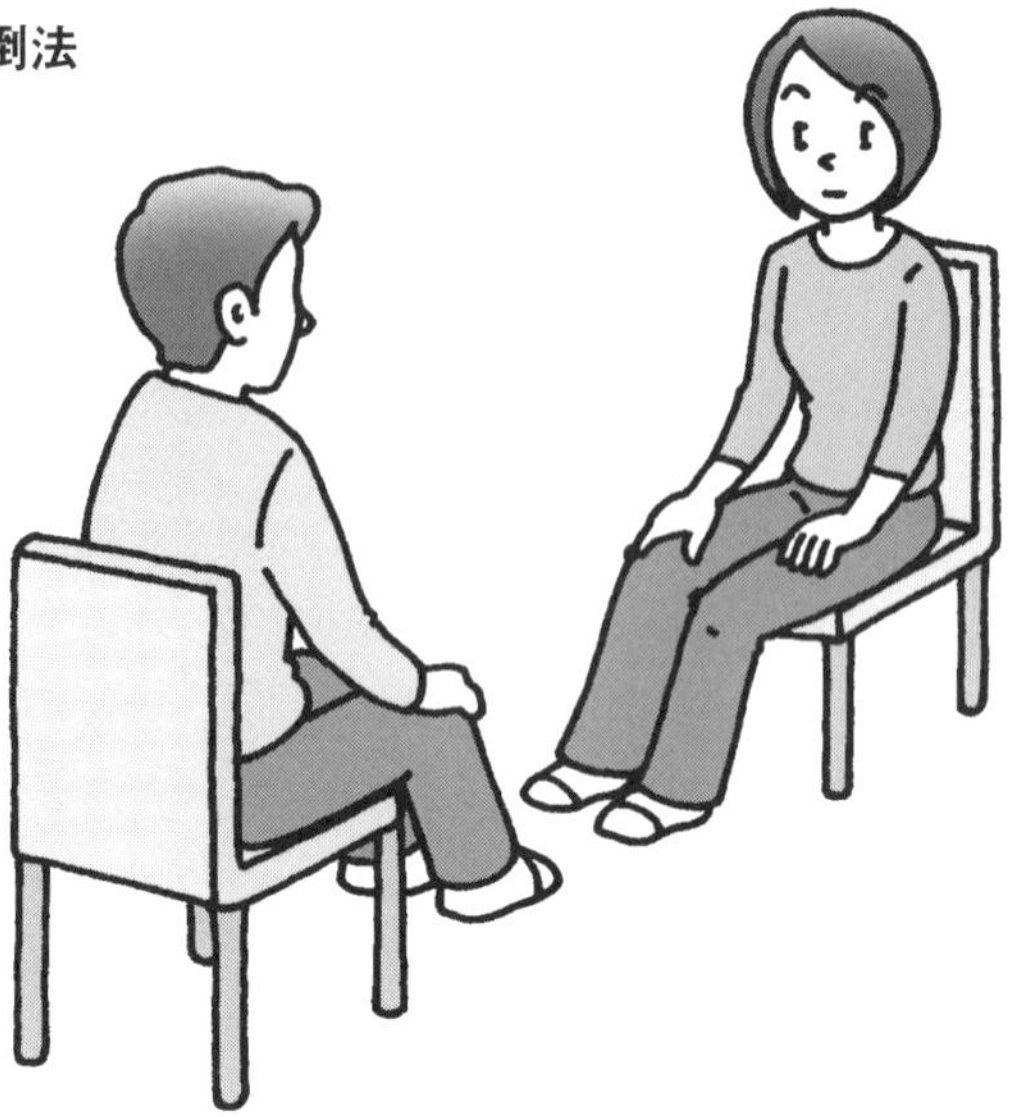

す。

今から教える『誘導暗示』と『禁止暗示』が言えるようになったら、書籍などで紹介されている催眠法は解説を読むだけでできるようになります。

それでは、まず誘導暗示から説明していきましょう。

たとえば、椅子に腰掛けている被験者の上半身を後ろへ倒してしまいたい場合は次のように暗示を与えていきます。**（図4）**

「背筋を伸ばして、背中を椅子の背もたれから離してください……身体を真っすぐにして……そして私が3つ数えたら、あなたの上半身は自然と後ろのほうへ倒れていきます……いいですか……いきますよ……3・2・1！　ハイッ!!　後ろに倒れていきます！　どんどん倒れていく！……もっと倒れます！

……背中が椅子の背もたれに吸いつけられるようにスーッと倒れていきます……もっともっと後ろに引かれていきます……どんどん倒れていく！……」

こんなふうに暗示を与え、実際に倒れてきたら、「ハイ、いいですよ……楽にして……」と言って暗示をやめます。

それでは暗示文を振り返ってみましょう。

まず「私が3つ数えたら、あなたの上半身は自然と後ろのほうへ倒れていきます」と言って、これから起こることを予告しています。この部分を『前暗示』といいます。

この前暗示の中では、「私が3つ数えたら」と言ってあるので、当然「3・2・1！」と掛け声をかけます。この部分を『刺激』といいます。

もし、前暗示に「私がハイッ！ と言ったら、あなたの上半身は自然と後ろのほうへ倒れていきます」と言ったのなら、刺激は「ハイッ！」になるわけです。

そして、刺激を与えたら、間髪を入れずに『追い込み暗示』を与えます。

「どんどん倒れていく！……もっと倒れます！……背中が椅子の背もたれに吸いつけられるようにスーッと倒れていきます……もっともっと後ろに引かれていきます……どんどん倒れていく……」といった感じですね。

このように、誘導暗示は『前暗示』→『刺激』→『追い込み暗示』といったパターンが基本になります。では次に『禁止暗示』です。

たとえば、被験者の腕を硬直させて、曲げることをできなくしてしまうとしたら、次のようにやります。

「腕を真っすぐに伸ばして……私があなたの腕を撫でると、あなたの腕は鉄の棒のように固くなって、曲げることができなくなります……こうやって撫でていると、腕がどんどん固くなっていきます……もうカチカチです……曲げることができなくなりました!!……さあ、曲げてみて?……絶対に曲がりません!!」

禁止暗示はこんなふうに与えるのですが、「曲げることができなくなりました」と暗示を与えたら、「さあ、曲げてみて?」と言って一度チャレンジさせます。

そして被験者が曲げようとしたまさにその瞬間を狙って「絶対に曲がりません!!」と強化暗示を与えます。

このように禁止暗示では、『暗示』→『指示』→『暗示』といったパターンが基本になります。この二つはいつでもどこでも言えるように練習しておいてください。

呪の暗示で心の病気になった女性

催眠では、普段の状態のときに与える暗示と、催眠状態になってから与える暗示を分けています。催眠状態のときに与える暗示を『催眠暗示』、普段の意識状態のとき与える暗示を『覚醒暗示』といいます。

初心者の方からすると、さほど変わりの無いように思える両者ですが、状況判断の深鋭が見守る催眠状態での暗示と、自分を客観的に見守る部分の無いときに与えられる暗示では天と地の差があります。

たとえば、催眠術ショーなどで、深い催眠にかかっている被験者に「サメが襲ってきました」とか「クマがあなたを追いかけてきました」とか「あなたは崖から落ちています」などと暗示を与えても、催眠を解いたあとに、「恐かった～」などと感想を言いますが、トラウマになったりはしません。意識の双方性変化が起きているからです。

しかし、覚醒状態で与えられた恐怖の暗示はそうはいきません。

ある女性のお話です。

この女性の病名は統合失調症。彼女が病気になった発端は出会い系サイトです。

彼女は出会い系サイトである男性と知り合い、メール交換を始めます。

毎日のメール交換で徐々に関係は深まり、どちらからともなく会う約束をして、ある日、某駅で待ち合わせをすることになりました。

しかし、当日いくら待っても相手の男性は来なかったそうです。

それ以来、メールを出しても返事が返って来なくなり、相手の男性とは連絡が取れなくなりました。

彼女は言い知れぬ腹立たしさを覚え、腹いせとばかりに、出会い系サイトで男性と会う約束をしてはすっぽかすといった、八つ当たりを繰り返すようになるのです。

男性が「駅に着いたよ、北口の改札の所にいます」とメールが来ると、「私は南口にいます」と返し、「南口に着きました。今どこですか？」とメールが来ると、「急用ができたので帰りまーす（笑）」といったようなメールを返していたそうです。

もちろん、彼女は最初から待ち合わせなどする気もないので、駅へは行かず、自分の家からのメールです。彼女はこのようなことを十数名の男性に行っていました。

それがある日のこと、また出会い系サイトで男性を駅に呼び出し、「駅に着きました」とメールが来ると、いつものように「急用ができたので帰りまーす」とメールを出したらしいのですが、相手の男性はすぐに意図的なすっぽかしだと気づいたみたいで、「お前こんなことやって楽しい？　俺の仕事は占い師なんだけど、タロットカードで人を呪い殺すこともできるんだよ……楽しみにしてろ……」といったメールが返ってきたそうです。

これは相手の男性からのせめてもの仕返しだったのでしょうが、とても不安になったこの女性は、自分が男性たちに行った意図的なすっぽかしに対する罪悪感もあり、何か嫌なことが起きたり、少し体調不良になったりすると、「呪いのせいでは？」と思うようになってしまうのです。

日を増すごとに不安が増幅して、挙句の果てに心身症（ストレスが身体の症状になって現れる心の病気）になってしまいます。

この女性は心療内科や精神科に通いますが、完治するまでに実に4年という月日を費やしたそうです。

こういった例でもわかるように、催眠状態で受ける暗示より、日常で受ける暗示のほうがはるかに恐いのです。催眠暗示と覚醒暗示では質そのものが違うということを頭に入れておいてください。

偽物の薬と権威のある医師

では、暗示とはいったい何なのかというと、「暗にほのめかすメッセージ」という言い方がベターなのではないかと思います。嘘でも本当でもないメッセージです。

たとえば、こんなエピソードがあります。

胃腸の具合が悪く、病院で検査を受けたが、どこにも異常が無い。そこで機転をきかせた医師が、毒にも薬にもならない栄養剤を「これは最新式の整腸剤です」と言って渡したところ、それを飲んだ患者はたちまち調子が良くなったというお話です。これは、暗示が身体にどれだけ影響を与えるかを表した古くから伝わる話です。

これを『プラシーボ効果』といいます。

これも、ただの栄養剤を最新の整腸剤だと偽って患者に飲ませているわけですが、この薬を飲んだお陰で本当に胃腸の不具合が治れば、この患者にとっては暗示が「真実」になります。しかし、効果が無かったときは「嘘」になりますよね。これが暗にほのめかす、いわゆる『暗示』です。

ちなみに、プラシーボは、我々催眠の世界では『偽造暗示』というのが正式な言い方になっています。

そして、プラシーボ効果といえば、いつも『威光暗示』が着いてきます。

威光暗示とは、権威のある人からのメッセージには力があるということです。

たとえ医師から「これは最新式の整腸剤です」と手渡されても、それが名医と名のつく有名な医師から処方されたものと、頼りなさそうなやぶ医者から処方されたものでは効果は違ってきます。

催眠の世界にも有名なエピソードがあって、ある催眠の団体に、なかなか催眠の技術が上達しない弟子がいました。

そこで、師匠はこの弟子を公衆の面前に連れて行き、「この人は、催眠の大家です」と紹介したのです。

すると普段は成功率の低い弟子も、このときは大衆がバタバタと催眠にかかっていったといいます。

直接暗示と間接暗示は状況によって使い分ける

催眠で用いる暗示には大きく分けて『直接暗示』と『間接暗示』があるので、その使い方を覚えてください。

まず、直接暗示は「依頼語」であっても「命令語」であってもいけません。

たとえば、被験者の手を浮上させる暗示を与えるとしたら、「あなたの腕が軽くなって上がりだす」という暗示を繰り返し重ねていきます。

ここでもし、「腕を上げてください」と言ったら、潜在意識ではなく、意識が受け取ります。これは日常でよく使われている依頼語だからです。よって潜在意識を活性化させることはできないのです。

次に「腕を上げなさい」と言ったとします。これも日常でよく使われる命令語ですから、意識が受け取るので潜在意識を活性化させることはできません。

暗示として与えるなら、嘘でも本当でもないのだが、そうなることが前提の言い方をします。

「あなたの腕は軽くなって上がりだす……綿のように軽くなって……フワフワと上がります……腕が軽くなる感じを楽しんでみて……どんどん上がっていきます……少しでも上

がると良い気持ちがします……もうどうにもならないぐらいに軽くなっていきます……さあ、もっともっと上がっていきます……高く、高く、上がっていく……」

このように、同じニュアンスの暗示を繰り返し与えていきます。

一度や二度つぶやいただけでは上がってこない腕も、上がることが前提のメッセージを繰り返し、繰り返し与えられると、潜在意識はそれを現実にしようと思い始めるのです。

それでは、健忘現象を例に、直接暗示と間接暗示の使い方をお教えしていきましょう。

まず、直接暗示では、被験者を催眠状態にしたら、次のように暗示を与えていきます。

「私が3つ数えたら、あなたは気持ち良く目を覚まします……目が覚めると、私があなたに1から10まで数を数えてくださいと言います……でもあなたは7を数えることができないんです……あなたは数字の7を思い出すことができません……さあ、目を覚ましましょう……3……2……1!! ハイッ! 目を開けて……目を覚まして……スッキリと目を覚ましします……」

このあと被験者に1から10まで数を数えさせると7を飛ばして数えます。

では次に、間接暗示を使って健忘を起こす方法をお教えします。

まず、被験者を催眠状態にしたら、次のように暗示を与えます。

「これから私が言うことをイメージしてください……あなたの目の前には大きなホワイトボードがあります……そのホワイトボードには1から10までの数字が横一列に並んでいます……あなたはボード消しを手に持って、6と8の間にある数字を消します……さあ、消してください……はい、消えました……では3つ数えたら気持ち良く目を覚ましましょう……3……2……1‼　ハイッ！　目を開けて……目を覚まして……スッキリと目を覚まします……」


ここでは直接「7を思い出せなくなる」とは言っていません。

つまり、「7が思い出せなくなる」という暗示は、被験者が自ら作り上げたメッセージということになります。

このように、相手の中で無意識に浮かんでくるように操作するのが間接暗示です。まだ被験者の催眠状態が安定しておらず、自尊心が働いているようなときは、この間接暗示を使ったやり方のほうが成功率が上がります。

日常生活の中でも、人を動かすのがうまい人は、相手の自尊心をできるだけ刺激しないようなメッセージを使っています。

たとえば、あなたが会社員だったとして、室内が熱くなってきたので、上司はあなたに「クーラーのスイッチ入れろ！」と言ったとします。

これであなたがクーラーのスイッチを入れに行ったとしたら、上司の命令によって動かされたわけで、自尊心が傷つきやすい人は、傷つきながら嫌々クーラーのスイッチを入れに行くわけです。

しかし、この辺が上手な上司は、ただ胸元を煽《あお》ぎながら「暑いな〜」と言うだけです。

この上司の行動に気を効かせてクーラーのスイッチを入れに行ったとしたら、自ら行動を起こしているので自尊心が傷つきませんよね。

まあ、中には直接言わなければ気が付かない人もいますが、人を動かすのがうまい人は、自分の行動や言動によって、相手の中で何が起こるかを計算しています。

我々も、どうしてもクライアントに与えたいメッセージは、できるだけ表に出さないようにして、クライアントの中から出てくるように操作します。ひとつの暗示を入れるために、100の言葉を使うこともあります。

また、直接暗示と間接暗示の説明でよく用いられるのがテレビのCMです。

たとえば、カレーのCMなら、「このカレーはコクがあって美味しい！」と言うのが直接暗示で、タレントがただ美味しそうにカレーを食べて見せるのが間接暗示です。

どちらがカレーを食べたくなるかというと、たぶん後者だと思うんです。外から与えられた暗示と自分の中から出てきた暗示の違いなんですね。

タレントが美味しそうにカレーを食べているところを見せられると、それを見ている人の中では「美味しそう」とか「食べたい」といった思いが無意識にできてしまいます。自ら作り上げた思いはそのまま強い暗示になります。この、自分の中で無意識に作られた部分を『生成情報』もしくは『生成文法』といいます。

暗示を与える場合も、自分の行動や言動によって、相手の中でどんな生成情報ができるかを計算して行うのが成功率を上げるコツなのです。

そのほかの間接暗示とアナログマーキング

間接暗示もさらに二つの種類に分類することができるので説明しておきます。

ひとつは、第三者を通じて放たれた暗示です。

先ほど出てきた、師匠が成功率の低い弟子に試みた威光作りのように、自分の口から言うのではなく、第三者に伝えてもらうことで暗示効果が出ます。

自ら「私は催眠の権威者だ」と言うと、ただの自慢話になってしまいますが、人伝えで言ってもらうと信憑性がありますよね。

ところで、私もイベントなどで間接暗示を使うことがあるのですが、たとえば、司会進行をしてくれる方がいたとして、被験者の手が額にくっついて離れなくなるパフォーマンスをするとしましょう。

「右手でも左手でもいいから、自分の額に手のひらをぴったりくっつけてください……

手のひらと額の間にまったく空気が入らないように、ぴったりとくっつけて……もっとくっつけて……そして私が3つ数えたら、あなたの手は額にくっついて取れなくなります……いいですか……いきますよ……3……2……1!! ハイッ、取れなくなった!……もう絶対に取れません!! さあ、取ってみて……ほら取れない!!……」

これで被験者の手は額にくっついて取れなくなります。

こういったパフォーマンスでは、被験者本人も不思議がりますが、だいたいその場に居る第三者も感心するはずです。

そこで司会者が何かコメントをしてきたら、すかさず「本当に手が取れなくなっているから試してみてください」と言うのです。司会者は被験者の額にくっついた手を離そうとしますが、腕の筋肉が固くなっていて離れません。

そこで「もっと力を入れても大丈夫ですから離してみてください」と言います。

すると司会者はさらに力を入れて被験者の額と手を引き離そうとしますが離れません。

勘のいい人はもうおわかりだと思いますが、私が司会者に向かって「もっと力を入れても大丈夫ですから離してみてください」と言っているのは、実は司会者に向かって言っているのではなく、被験者にかけた禁止暗示を強化させているのです。これも間接暗示の応用ですね。

ちなみに、この模様は「映像で学ぶ催眠術講座DVDシリーズ」『催眠術のかけ方』同じく『瞬間催眠術』（いずれも現代書林刊）に収録されているので、映像で観たい方は是非ご覧になってください。

ところで、間接暗示といえば有名な人物がいます。

ミルトン・エリクソンという精神科の医師でもあり、催眠療法の第一人者です。

エリクソンは催眠の前に、クライアントと普通の会話を交わしています。

「～私の知り合いに、**いろんなことを考えている自分から、ひとつのことだけを考える自分になる**のがとても上手な女性がいました……彼女は**肩や首の力が抜けた状態になる**のがとても上手なんです……**気持ち良くリラックスした**彼女の顔は、まるで**無邪気な子供**のようでした……」

この何気ない会話の中で、書体の違う**「いろんなことを考えている自分から、ひとつのことだけを考える自分になる」「肩や首の力が抜けた状態になる」「気持ち良くリラックスした」「無邪気な子供」**の部分だけ声のトーンを落としたり、話すスピードをゆっくりにしたりすることで、クライアントを催眠にかかりやすくしていました。

意識はエリクソンの話すストーリーを聞いていますが、潜在意識のほうは、声のトーンを下げたところや、ゆっくり話した部分だけにインパクトを感じ、暗示的な作用をもたらすというわけです。

このテクニックはエリクソンメソッドのひとつで『アナログマーキング』といいます。

間接暗示はときに、絶大な効果を発揮しますが、催眠状態にいる被験者は誘導者からの暗示を待ち構えています。被験者が安定した催眠状態にいればいるほど、直接的に暗示してあげたほうが反応しやすいのです。被暗示性の高まり具合や催眠状態の深さなどに目安をつけ、間接暗示と直接暗示を使いわけるようにすると、成功率は格段に向上するでしょう。

第３章

催眠状態へ導く方法

精神統一ができる環境をつくる

まずはカウンセリング・ルームの環境を整えていきましょう。

催眠が精神統一であることを考慮すると、周りの環境は催眠誘導に大きく影響します。散らかった部屋や雑音はクライアントの集中を妨げることはもちろん、部屋の広さや明るさも催眠導入を妨げる原因になります。

部屋の広さはあまり広すぎると落ち着きませんし、狭すぎると圧迫感を感じます。だいたい4畳半から6畳ぐらいが適当です。

部屋の明るさは、あまり明るいとリラックスの妨げになりますし、暗すぎると不安になります。できるだけ直射日光を避けて、やや暗めにしておいたほうが集中しやすいと思います。

また、誘導者の身なりも集中の妨げになることがあります。最低限の身だしなみはしておいてください。伸びた爪や無精ヒゲが気になるクライアントもいるでしょうし、あまりだらしない服装もマイナス要素になります。できればワイシャツにネクタイ、またはスーツなどがいいかも知れません。時には白衣を着るのも威光暗示が伴うので効果的です。

催眠に入りやすい姿勢

さて、部屋の環境、そして誘導者の身だしなみも整いました。

次はクライアントの服装と姿勢です。

身体を締め付けるようなネクタイや腕時計は外すように指示をしてください。メガネは、できれば外したほうがいいのですが、クライアントが掛けていたほうが落ち着くというのでしたら、そのままでも結構です。

姿勢については、極端な話、相手がかかりやすい人なら、逆立ちをしていてもかけることができます。でも、クライアントはかかりやすい人ばかりではないので、催眠誘導に慣れるまでは、催眠に適した基本的な姿勢からスタートするようにしてください。

それでは、オーソドックスな基本姿勢を2種類お教えします。

①椅子姿勢

ポイントは、背もたれのついた椅子を使うこと、椅子にゆったりと腰掛けること、脚のかかとを膝より前に出すことです。**（図5）**

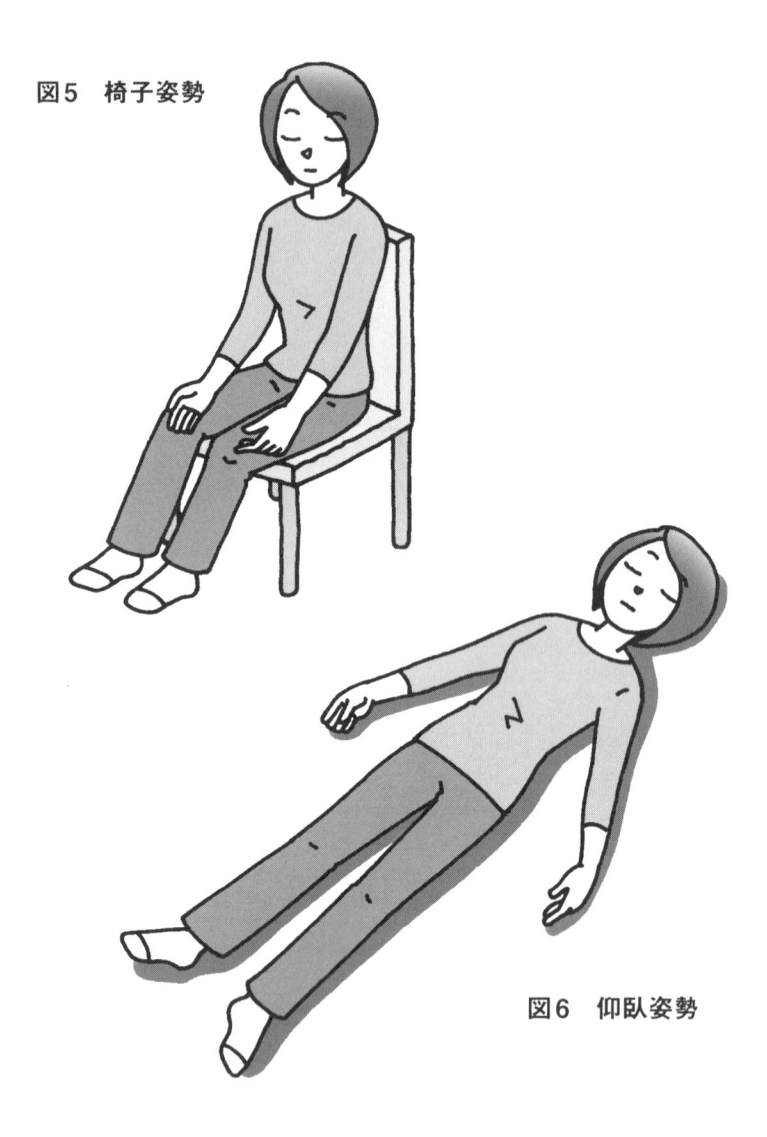

図5　椅子姿勢

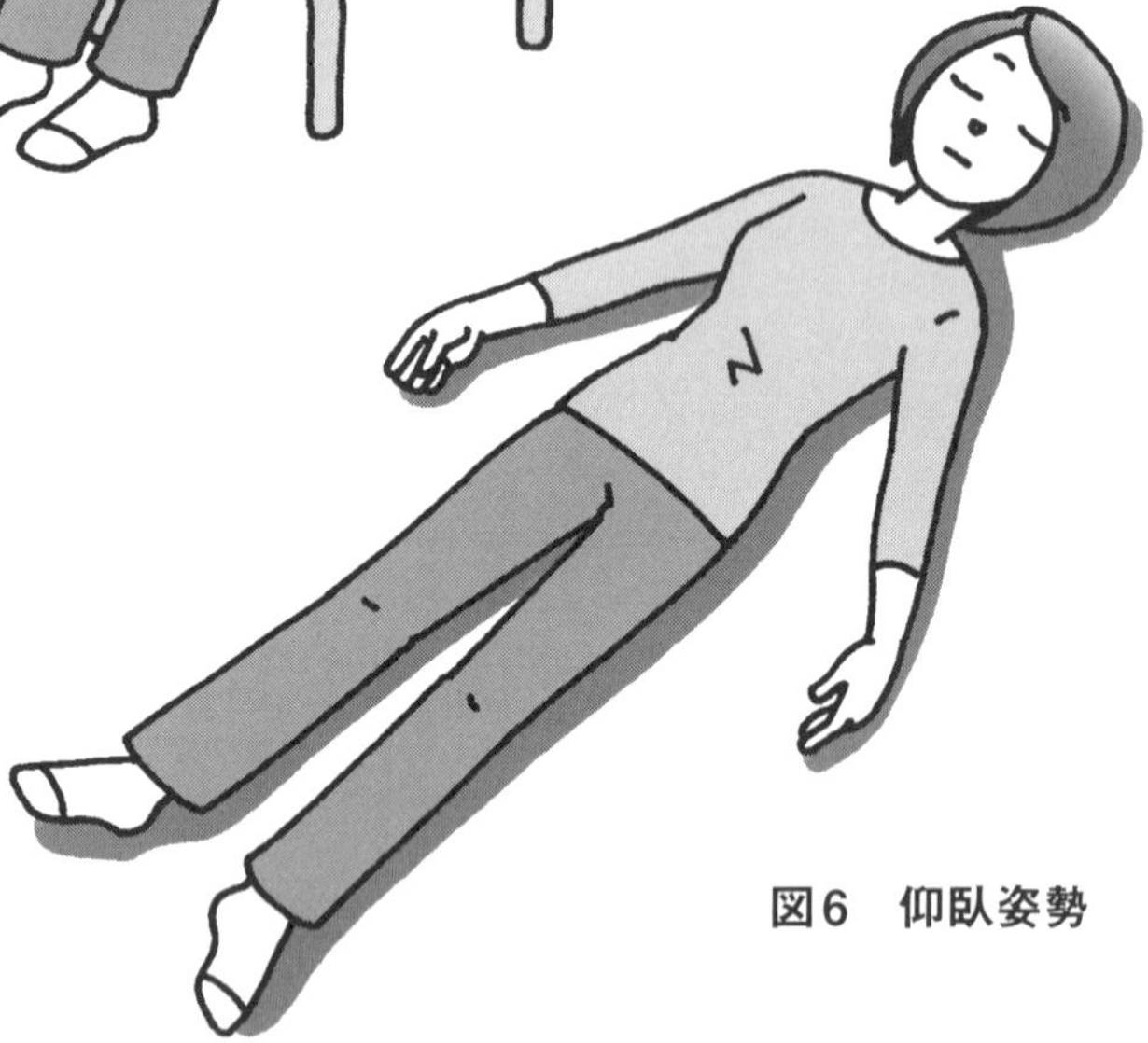

図6　仰臥姿勢

②仰臥姿勢

ポイントは、脚を肩幅ぐらいに開くこと、手は身体に触れないようにできるだけ真っすぐにしておくこと、身体の各部位がねじれないようにすることです。**（図6）**

面接時のポジションと心掛け

成功率の高い誘導をするためには、成功率が高くなる条件を揃えていくことを心掛けないといけません。

クライアントの質問には徹底的に答えてあげて、不安や間違った知識を取り除き、ラポールを形成していくことはもちろんのこと、椅子の配置や座る向きなどにも渾身の注意を払います。

まず、施術前の面接ではクライアントの真正面に向かい合わせで座るのはよくありません。不安を抱えてやって来たクライアントはさらに不安を増す可能性があります。ちなみに、催眠の導入技法に『魅了法』というのがあります。

これは、クライアントに誘導者の目を見つめさせたまま催眠に入る暗示を与えていく方法なのですが、他人の目というのはとても見づらいもので、他人の目を長く見ていると威圧を感じてしまいます。つまり、魅了法は意図的に威圧を与え、軽い現実逃避を起こさせることで被験者の意識を内側に向けて催眠に入りやすくしているのです。

図7　カウンセリング・ルームの見取り図

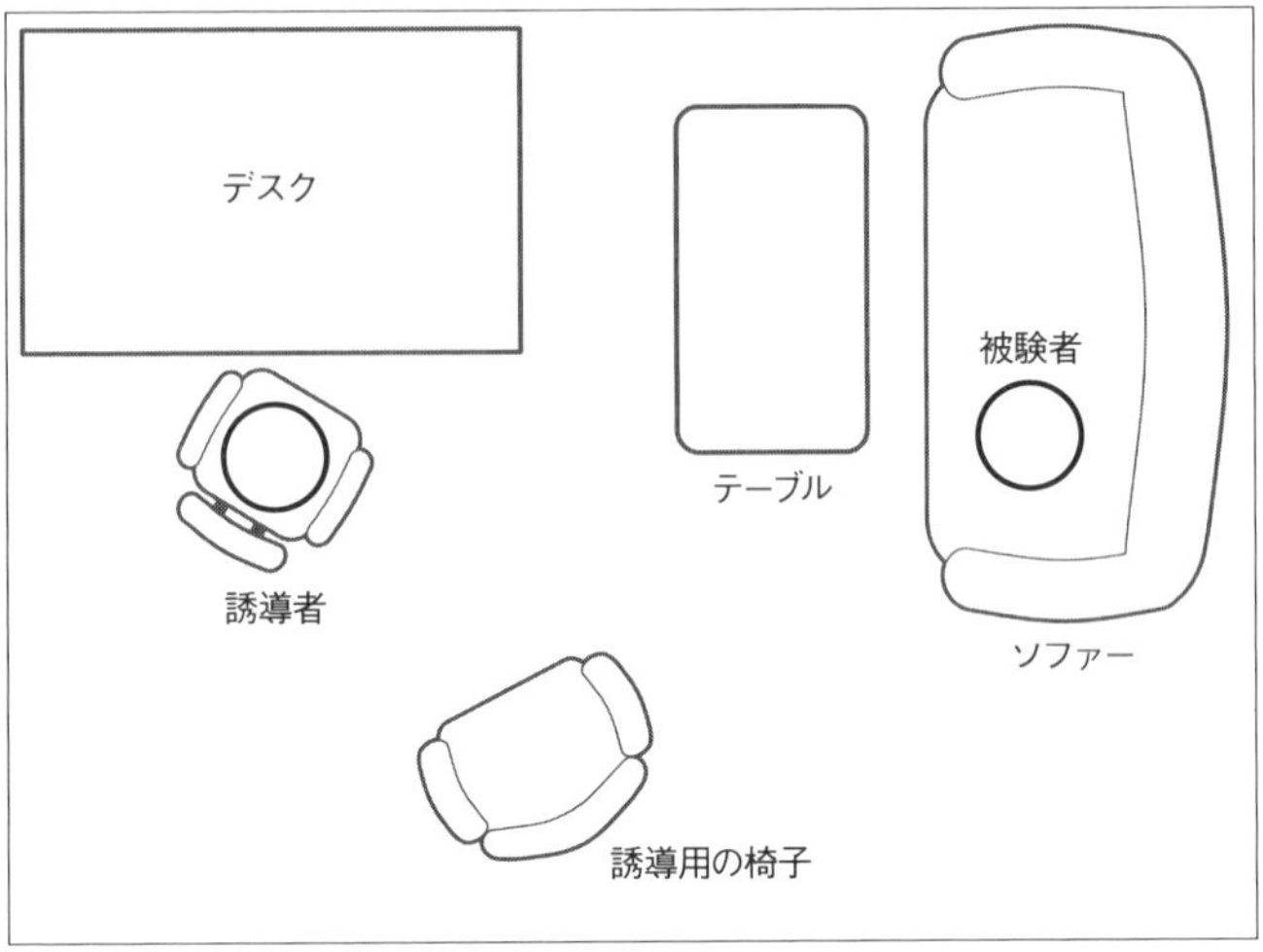

それだけ正面に座り、真っ直ぐな目線で話をすると、クライアントは威圧を受けてしまいます。

できれば**図7**のような配置で面接を行うことをお勧めします。

それから、もうひとつ成功率を上げるために大切なのが立会人の存在です。

クライアントと二人っきりでカウンセリング・ルームに入ったときよりは、第三者に立会人として同席してもらったほうが格段に成功率があがります。

どんなに催眠のことを熟知していることをアピールしても、どれだけ場慣れした態度を見せても、初めて催眠にかかるクライアントの不安をゼロにすることはできません。

「失敗しても何の害もありません。ただ、かからないだけです」

「本人が望まない暗示は受け入れません」

「催眠にかかっても意識を失うことはありません」


催眠を施す側からしたら当たり前のような話でも、催眠を受ける側のクライアントは言葉をそのまま受け入れるのは難しく、いろいろと不安なことを考えてしまいます。

初めての催眠、それも催眠開始のときには不安がピークになります。


「魔がさして変な暗示を入れたりしないだろうか？」

「失敗したことをあやふやにされてしまわないだろうか？」


このような不安はどんなクライアントも多少は抱くものです。

しかし、そこに立会人を一人置くことで、こういった不安は激減します。

施術の空間というのは、自分が誘導しやすい環境を作るのではなく、クライアントのための心の環境を整えてあげることが大切なのです。

また、不安を取り除く作業は重要ですが、プロは「何か不安なことはありますか？」などと聞いたりはしません。「聞きたいことはありますか？」と言います。

なぜなら、「何か不安なことはありますか？」と質問すると、クライアントは不安なことを探してしまいます。催眠の前に不安に意識を向けさせるようなことをしてはプロとしての成功率は得られません。

クライアントが不安を訴えてきたときは仕方ありませんが、考えてもいないような不安な話を、誘導者のほうから持ち出す必要はないのです。

被暗示性テストは暗示感受性を高めるステップ

準備が整い、施術が開始できるようになったら、いきなり催眠誘導を開始するのではなく、通常は『被暗示性テスト』を行い、事前にクライアントの被験性を確認しておきます。

被暗示性テストというのは、何かしらの催眠的暗示を与えてみて、クライアントがその暗示にどのくらい反応するかで適性を見極めるテストのことです。

名目通り、クライアントの適性をテストするのが目的なのですが、この被暗示性テストには、もうひとつ重要な役割があります。

事実上、誘導者はここで初めて催眠暗示を使うわけです。この最初の催眠的パフォーマンスが成功するか否かによって、クライアントは誘導者の技量を測ります。つまり、誘導者としての信頼が得られるかどうかの大事な場面なのです。

もし、失敗すれば、その先を進めるのがとても困難になりますし、成功すればクライアントの被暗示性は一気に高まります。被暗示性テストがうまくいけば、相互の間に強力なラポールが形成され、誘導に適した最高の信頼関係ができあがるというわけです。

催眠が成功するかどうかは、この最初の被暗示性テストの結果にあるといっても過言ではありません。

被暗示性テストは、何かしらの暗示を与えてみればいいのだから、催眠的な暗示ならどんな内容でも大丈夫です。

ここでは『観念運動』を用いた『手の開閉法』と『手の絡み合い法』という二つの技法をお教えします。

観念運動というのは、頭の中に浮かべた観念によって、無意識に身体が動いてしまう現象のことをいいます。

ゴルフのスイングを頭の中で繰り返しイメージトレーニングしていて、ふと気が付くと両手でクラブを握った格好をしてスイングをしていたような感じです。

この現象を誘導者の暗示によって起こします。

ではまず、オーソドックスな手の開閉テストを見ていきましょう。被験者に胸の前で合掌したポーズをとってもらい、次のように暗示していきます。**（図8）**

「ゆっくりと目を閉じて……合わせた手の中にはあなたの心があります……意識を向けて……そして私がハイッて言ったら、あなたの手は自然と開いていきます……いいですか、いきますよー、ハイッ！　手が開いていきます……もっと開きます……もっともっと開く！……どんどん開いていく……いったん開き出したらもう止まらない……」

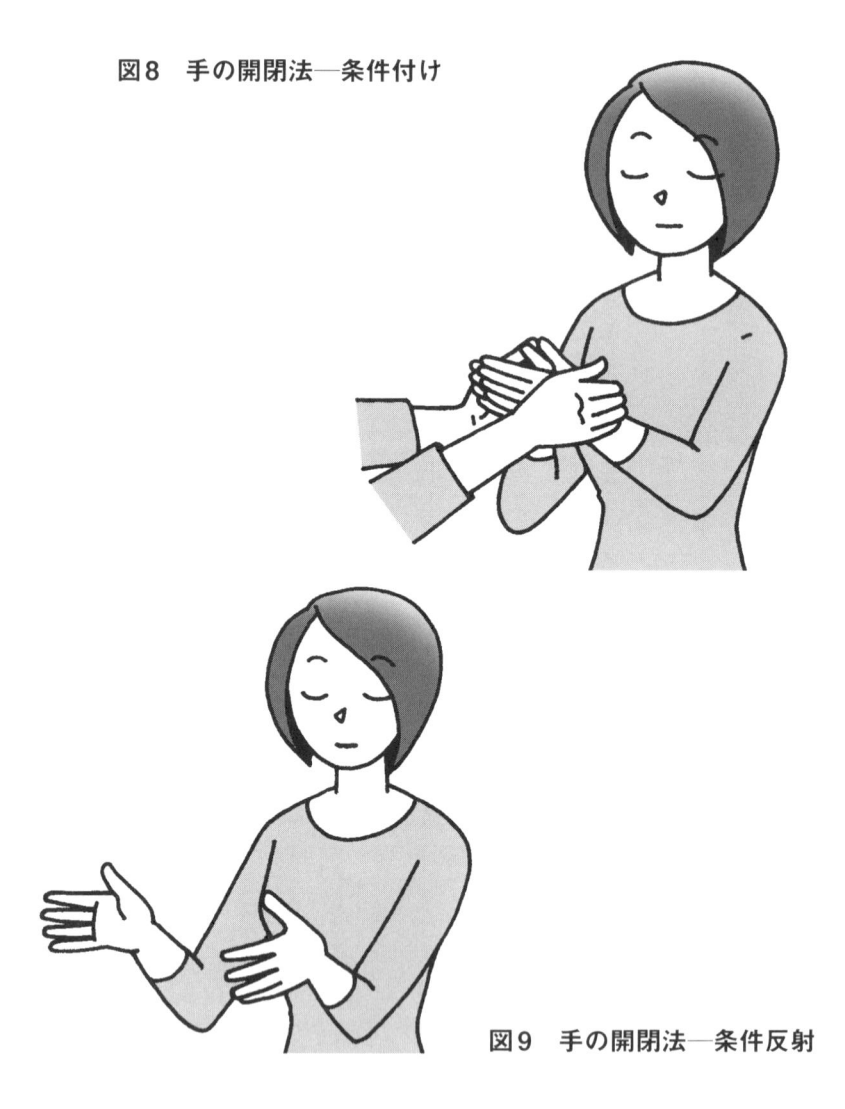

図8　手の開閉法—条件付け

図9　手の開閉法—条件反射

このように暗示を繰り返し、被験者の手がだいたい肩幅ぐらいまで開いたところで、被暗示性テストを終わりにします。**（図9）**

「ハイッ！　手を下ろして、目を開けてリラックスしていいですよ……」

ただし、こういったオーソドックスなやり方では成功率が低く、もともと被暗示性の高いクライアントしか反応しません。

被暗示性テストという名目の通り、相手が持っている暗示感受性を確認するだけならこれでいいのでしょうが、被暗示性テストは、誘導者とのラポール形成（信頼づくり）そしてクライアントの被暗示性を亢進させるという大変な役目も担っています。

素人の遊びで催眠術をやるのなら、「あなたはかかる人、あなたはかからない人」という仕分けだけでいいのかも知れませんが、仕事でやる限りは成功率を上げるノウハウを持っていないとプロとしてはやっていけません。

そして、この被暗示性テストを成功させる工夫として、我々は観念運動を起こすとき、条件反射を利用します。

観念運動の成功率は条件付けにかかっている

生理学者イワン・パブロフは、飼っていた犬の頬に手術を施し、管を通じて唾液の分泌量を測定できるようにしました。

その後、パブロフは、この犬にエサを与える前には必ずベルの音を聞かせます。ベルの音を聞いてからエサを食べるといった一連の流れを学習した犬は、やがてベルの音を聞いただけで唾液の分泌量が増えるようになりました。

エサを食べるときに分泌する唾液と、何の関係もないベルの音を、繰り返しという行為によってパブロフは見事に結びつけたのです。

パブロフが行ったベルの音を聞かせてからエサを与える行為を『条件付け』といいます。そして、ベルの音を聞いただけで唾液の分泌量が増える現象を『条件反射』といいます。

この原理を観念運動に応用することで成功率が極端にアップします。

誘導者は椅子に腰かけているクライアントの前に立ち、自分自身がモデルになって、次のように誘導していきます。

「私がやっているように、両腕を肩の高さに真っ直ぐ伸ばして前に出してください……そして、あなたの手の中には大きなエネルギーの球があると想像してください……私がハ

図10　腕の移動法—条件付け

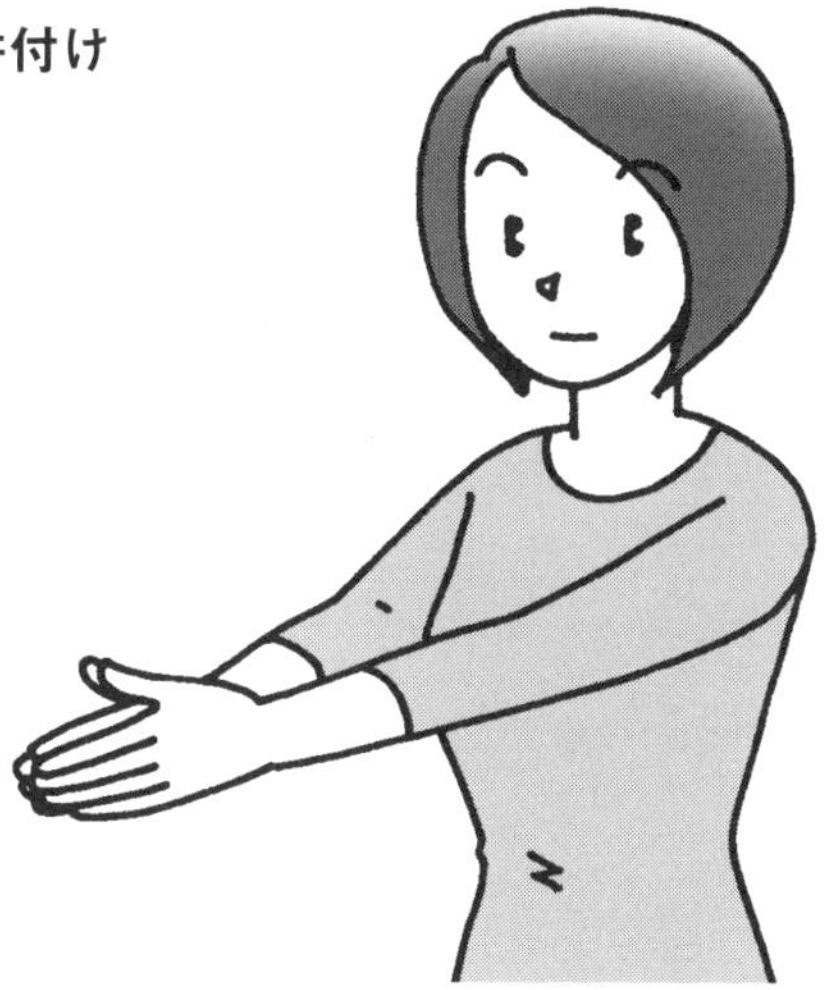

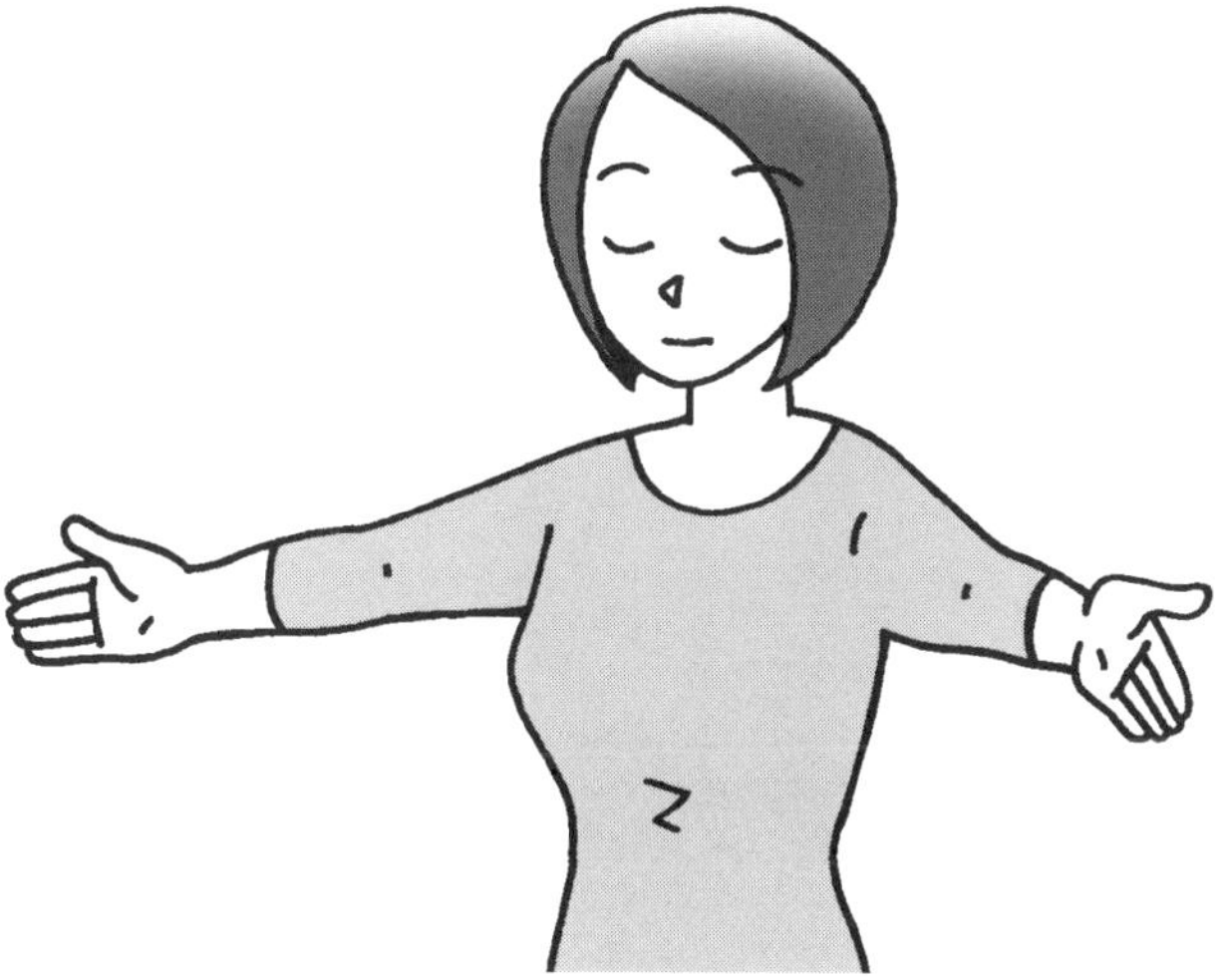

図11　腕の移動法—条件反射

イッて言ったら、あなたの両手はエネルギーの球に押し出されて、こんなふうに開いていきます……では、一度開く動作を練習してみましょう……これは練習ですから、わざと開いてみてください……そうです……そして元の位置に戻しましょう……」**（図10）**

こうやって、手が実際に開く動作を身体で体験させます。

これが条件付けになります。

条件付けも一度では心もとないので、開いたクライアントの手が元の位置に戻ったら、また「もう一度練習しておきましょう……」と言って、二回目の条件付けをしておきます。

「エネルギーの球に押し出されるところを想像しながら、わざと手を開いていきます……そうです……今度はエネルギーの球に吸い寄せられるように、元の位置に戻っていきます……こんなふうに寄ってくるんだなって想像しながら練習して……」

これで、クライアントの腕が最初の位置に戻ったら、余計な間を空けず、クライアントに向かって次のように暗示を与えていきます。

「ゆっくりと目を閉じて……エネルギーの球を想像して……私がハイッて言ったら、あなたの手は自然と開いていきます……今度はわざと動かす必要はありません……いきますよー、いいですか……ハイッ！　手が開いてくる！……もっと開く！……どんどん開く！……もっともっと開きます！　いったん開きだしたらもう止まらない！……」（**図11**）

このように、追い込み暗示を続けて、クライアントの手が大きく開いてきたら、今度は動きを止める暗示を与えます。

「ハイッ！　そこで止まります……今度は手が寄ってきます！……ハイッ！　手が寄ってくる！……もっともっと寄ってくる！……どんどん寄ります！……もう自分ではどうすることもできない！……もっともっと寄ってくる！……」

このように根気よく追い込み暗示を繰り返し、ある程度、手が寄ってきたところで被暗示性テストを終わりにします。

「ハイッ！　手を下ろして……目を開けて楽にしてください……」

観念運動を用いた被暗示性テストが終わったら、必ず「無意識に動く感じはわかりましたか？」と感想を聞いてください。

暗示に反応しなかったときは一目瞭然ですが、たとえ運動が起きても、無意識に動いた

図12　被暗示テストの再試験

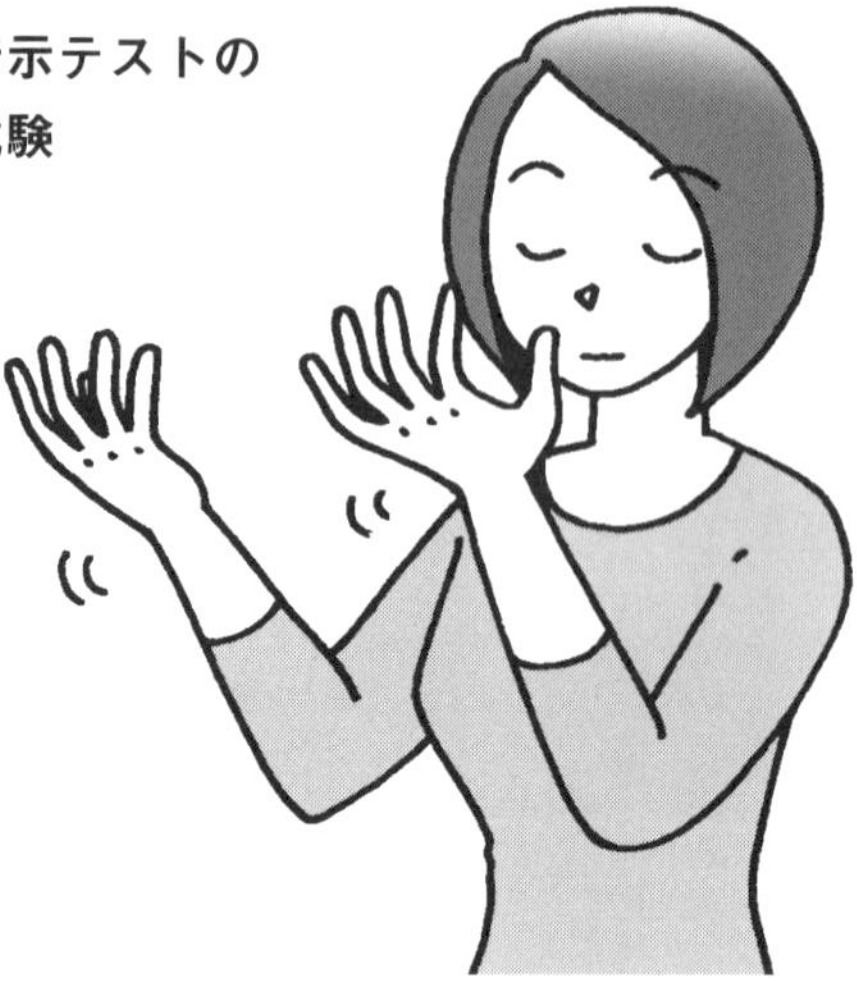

のではなく「なんとなく自分で動かした気がする」などといった感想が返ってきたら、無意識が活性化されていないので、良好な結果とは言えません。

「手が勝手に動きました」「すごく不思議です」などという感想が返ってきてはじめて良好な結果といえるのです。

良好な感想が返ってきたらそのまま次のテストを行ってもいいですし、場合によってはそのまま催眠導入を開始しても構いません。

しかし、被暗示性テストにまったく反応しなかった場合、その日は無理をしないほうがいいです。次に来られたときは警戒心や不安が軽減していますし、良い結果がでることもよくありますから、その日はあまり無理をしないほうが無難です。

また、クライアントの手は暗示通りに動いたのだが、感想が「なんとなく自分で動かした気がする」といったニュアンスのときは、「では、もう一度やりましょう」と言って、腕の移動をもう一度行ってみてください。

ただし、今度は、クライアントの手が大きく開いたところから、クライアントの手のひらをひねって上に向けて、斜め上に誘導します。**（図12）**

誘導者は自分の手をクライアントの頭の上にかざし、「ここにエネルギーの球がありますー　あなたの手はここに向かって上がってきます！……」と言って、斜め上に上がってくる追い込み暗示を与えていきます。

等質性被暗示性亢進と異質性被暗示性亢進

催眠の暗示によって、被暗示性が亢進する現象を二つに分類することができます。

通常、同じ暗示を行えば、一回目より二回目のほうが暗示に対する感度がよくなるもので、これを『等質性被暗示性亢進』といいます。

たとえば、腕の移動法で「手が開く」という観念運動の暗示を与え、被験者の腕が横に動いたとします。このとき、等質性被暗示性が亢進していれば、手が動くスピードは一回目より早くなっています。もし一回目とほとんど変わらないスピードで動くのなら、等質性被暗示性が亢進していないと解釈できるわけです。

そして、次の手のひらを上に向けて、腕を斜め上に誘導したときのスピードにも着目しないといけません。

手が横に開くというのは、条件付けから始まり、一度経験している暗示です。しかし、手が上に向かって上がってくるのは、条件付けもしておらず、初めての動きを伴う暗示です。

この現象を『異質性被暗示性亢進』といいます。

催眠が深くなるためには、等質性被暗示性か異質性被暗示性のどちらかの亢進が必要です。この中で、即効性につながるのは、異質性被暗示性のほうです。

異質性の被暗示性亢進を観察することで、その日のクライアントの催眠が簡単に深化するかどうかの大きな手掛かりになります。

この場合の異質性である「手が上に上がってくる」といった暗示を与えてみて、もし極端にスピードが落ちるようでしたら本格的な催眠誘導は次回に回したほうが無難です。

ちなみに、催眠技法にはたくさんの種類があります。他の方法も身につけたい方は、『催眠術のかけ方』『催眠誘導の極意』（現代書林）『催眠術の教科書』（光文社）など、催眠導入の技法を記した書籍をたくさん執筆していますから、参考にしていただけたらと思います。

それから、アドバイスとして、観念運動を用いた被暗示性テストは、条件反射を利用して成功率をあげていくわけですが、条件付けという作業を相手に気づかれては意味がありません。気づかれてしまうと、無意識への教育にならないからです。

相手に気付かれることなく、いかに条件付けを上手に与えるかで誘導者の技量が変わってきます。

ただし、私が条件付けを気付かれないように行うといった部分を〝こっそり〟といったニュアンスでは捉えないでください。

催眠は無意識に対する教育です。無意識を教育するためには、条件付けを意識させないことが肝心なのです。

この違いがわかる人は飛躍的に進歩していきます。

こっそりではありません。意識させない作業を堂々と行うのです。

カタレプシー能力を確認する手の絡み合いテスト

被暗示性テストを終えたら、導入に入る前に、少しでも被暗示性を高めておくというウォーミングアップの意味でも、もうひとつ被暗示性テストを行っておくといいでしょう。

このテストは、被験者の両手の指に禁止暗示をかけて、組み合わせた手が取れなくなる（カタレプシー）度合いで適性を判断するものです。

先ほどの手の移動テストのように、追い込み暗示が使えないので、ほとんど一発勝負になります。よって、このテストの前に何かしら簡単なテストを行っておくことをお勧めします。

図13　ハンドロッキング

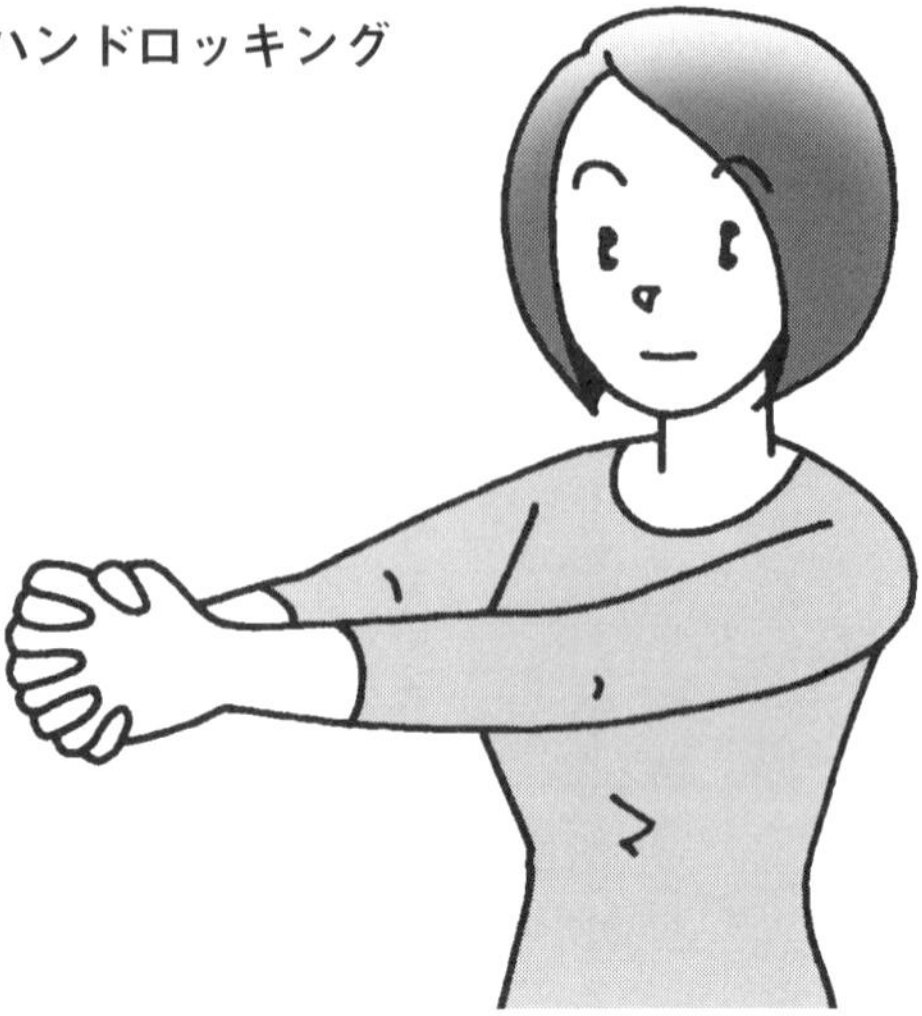

まず、クライアントに胸の前で両手の指を組み合わせるように指示をします。**（図13）**

「私がやっているように、胸の前で両手の指を根元までしっかり組んでください……しっかりと握って……もっとしっかり……そしてその手をできるだけ遠くに突き出してください……腕を真っ直ぐに伸ばして……肩の高さで、できるだけ遠くに伸ばしてください……そして親指の先端を見つめます……」

ここでクライアントの親指（組んだ指の一番上になっている部分）に少し触れて「ここを見て」と言います。そして、ここから少し口調を強くして暗示を入れます。

「もう目をそらさないで……そして私の声に意識を向けて……あなたの両手はくっつい

ていきます……指と指の間がどんどん締まっていく……ギューッと締まっていく……そして手がくっついていきます……手がどんどんくっついていく……ハイッ!! もう取れなくなりました!……取ってみてください……絶対に離れません!!……」

これでクライアントの手が固まって取れなくなっていたら、適性テストは合格です。

そのまま自分の手が取れなくなっていることをクライアントが納得したら「ハイッ! もう取れますよ……」と言って、目の前で手をたたくなり指を鳴らすなりして、いったん暗示を解除します。

その後、感想を聞いて「本当に手が離れませんでした」などの良好な感想が返ってきたら、速やかに導入作業に進んでください。私の経験上、この手の絡み合いテストに合格したクライアントはほぼ間違いなく深い催眠まで到達します。

ところで、成功率を上げるということは、失敗率を下げるということにもなりますよね。実は、成功率を上げる最大のコツは、失敗する可能性が高いと感じたときにはやらないことなんです。

そこで我々は、次のようなやり方をします。

「私がやっているように、胸の前で両手の指を根元まで組んでください……しっかりと握って……もっとしっかり……そしてその手をできるだけ遠くに突き出してください……

図14　ハンドロッキング
硬直の確認

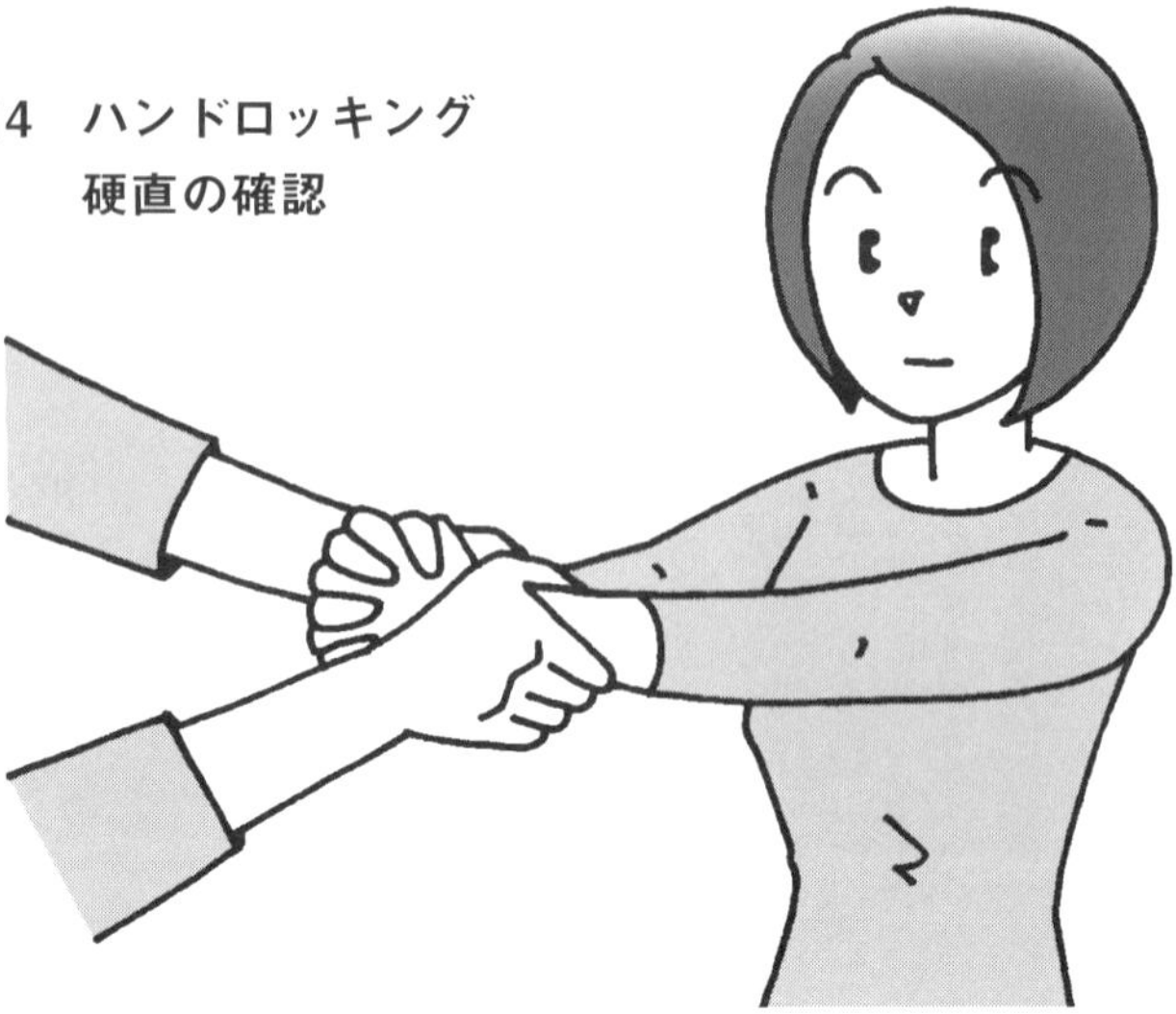

腕を真っ直ぐに伸ばして……」

このように指示をしたら、クライアントが両手を前に伸ばすのを手伝うような振る舞いで、両手首をつかみます。**(図14)**

このとき、さりげなく手首の硬さを確認しておきます。

そして、暗示を与え始めたら、「手が取れなくなる」といった暗示は使わず、硬直暗示だけを重ねていきます。

そのまま「腕の筋肉がかたーくなっていきます……どんどん硬くなる！」と言って何度か繰り返したら、硬直の度合いを確かめるように「ほら！　かたーくなる！」と言いながら、クライアントの手首をつかみ、軽く外側に引っ張ってみます。もちろん、本当に引き離してしまったら元も子もないので本当に軽くです。

硬直具合を確認しながらそのままの流れで「筋肉がどんどん硬くなる！……指の間がギューッと絞まってくる！」と言いながら、またクライアントの手首を握って外側に軽く引っ張ってみます。

さらにそのまま続けて「ほーら！　硬くなった！」と言いながら、再び硬直具合をさぐるのです。

そして、クライアントの腕が、暗示を与える前と明らかに違って硬くなっているようなら、思い切って「あなたの手はもう離れません！　完全にくっついてしまいました！……さあ、取ってみて……ほら取れない！……」と禁止暗示を与えます。

しかし、硬直具合を確かめたときに、あまり硬くなっている気配がないようだったら、「では、取りますね」と言って、何の合図もしないで強引に引き離してしまいます。

このとき、指が絡んだ状態になっているので、強引に引き離すと一瞬指が引っ掛かります。こうすることによって、少しでも手が固まったような感触が残るわけです。

そして「硬くなっていく感じは分かりましたか？」と聞きます。

もし、「なんとなく」とか「あまり分かりませんでした」などと、否定的な返事が返ってくるようだったら「リラックス型ですね」などとさりげなく言って、「今のテストは、リラックス型か緊張型か調べていただけだ」といった振る舞いをします。そして、何事もなかったように、また別の方法を試みればいいのです。

ただし、このようなやり方は、プロが失敗しないために行うテクニックであって、初心者の方は、できる限り禁止暗示の失敗を恐れず、練習に励んでいただきたいと思います。

禁止暗示から逃げていたら、いつまでたっても一人前の誘導者にはなれませんからね。

覚えたての時期は特に、失敗して当然だと思ってやってください。失うものは何もないのですから……。

プロは保険をかけておく

ここで述べた腕の移動テストや手の絡み合いテストは一つの実例を挙げたに過ぎません。被暗示性テストにはいろんな方法がありますから、自分が得意なものを用いればいいし、3種類行おうと、4種類行おうとまったく問題ありません。

「これから催眠に導入します」と告知すると、クライアントは不安と緊張で心のガードを高くしてしまいます。どこまでが被暗示性テストで、どこからが催眠導入だといった正式な区切りもありませんから、クライアントの被暗示性が高まるまでいくつでもテストを行っていいわけです。

誘導者が与えた暗示に反応せず、クライアントが「自分は催眠にかからない人間なんだ」と思ってしまったら挽回するのはとても困難になります。

しかし、逆にいえば、こういった致命的な思いが起こらない限り、いつまでも誘導を続けることができるのです。

つまり、誘導者のほうがあきらめるまでは、何度でもチャレンジできるというわけです。プロは、たとえひとつの被暗示性テストに失敗しても、次のテストで挽回できるような保険をかけておくもので、クライアントが「私は催眠に向いてないんだな」と致命的な結論に達しないように配慮をしておきます。

暗示を与えて、クライアントが反応しなかったら、当然マイナスの考えにたどり着いてしまいます。反応しなかったあとで「気にしなくていいですよ。まだ大丈夫ですからね」などと言っても手遅れです。

また、「あなたの適性を調べるために被暗示性テストを行います」と言ったら、そのテストが甲乙を分けてしまいますよね。

そこで、施術の前に、次のような言葉をかけておいて欲しいのです。

「催眠状態には誰でもなれるのですが、導入の方法が人によって異なります……だから催眠のかけ方には色々な方法があるんです……これからいくつかの被暗示性テストを行って、あなたに適した暗示を探し出しますね……」

このように前置きしておくと、ひとつのテストに失敗しても、次のテストを行えます。実際に、力が抜ける暗示にはあまり反応しなかったクライアントが、腕が硬直する暗示には容易に反応することもよくあるんです。

人それぞれ筋肉の付き具合や硬さ、そして運動神経には違いがあるのだから、反応する暗示の種類が違っても別に不思議な話ではないのです。

ちなみに、私はいくつものテストを試みて、クライアントの得意な、そして反応することが容易な暗示を探し出して、反応が良かった技法を組み合わせて、そのクライアントの導入法にしています。

催眠導入は暗示文を読み上げるだけのパフォーマンスではない

催眠の作業全体を我々は『催眠誘導』と言いますが、催眠誘導の入り口の部分、俗にいう催眠術をかける部分を『催眠導入』といっています。

催眠導入といっても、どこからどこまでが催眠導入だとか、クライアントがどうなったら催眠導入の作業は終わりといった線引きはありません。

一般の催眠誘導では、形式だった催眠導入の技法を施し、あとは筋肉支配の暗示、感覚支配の暗示、記憶支配の暗示と、順番に試していき、どこまで着いてくるかは相手の被暗示性次第といったものが大半を占めています。

しかし、プロとしてやっていく以上、少しでも成功率をあげるための工夫が必要です。

ところで、ある欧米の大きな団体のやり方で、クライアントを安楽椅子に寝かせ、まぶたの上にタオルを乗せたら、あらかじめ用意してある暗示文を読み上げるだけの導入法があります。しかし、このやり方ではクライアントが催眠に入ったかどうかの推測すらできません。

観念運動を用いた導入法なら、クライアントの反応が見て取れます。その反応の仕方で、ある程度催眠に入ったことも推測できます。

でも、一方的に暗示文を聞かせるだけで、相手に動きもない場合は、順調に進んでいるかどうかの判断ができません。このやり方ではクライアントのほうもあまり実感が湧かないでしょう。

催眠誘導というのは、相手の反応を観ながらリードしていく心理技術です。

クライアントを観ないで、スクリプト用紙（暗示文）を見ていたのではリードになりませんよね。

そもそもクライアントの目をタオルで隠したら、確認法のひとつである『眼球彷徨《がんきゅうほうこう》』すら観ることができなくなります。

眼球彷徨というのは、普通の意識状態から、催眠の意識に移行したとき、脳波に変化が起こるのですが、そのとき閉じた瞼の下で眼球が左、右といった感じで水平移動する様をいいます。この団体が行っているような、アクションのない催眠導入法では、特に眼球彷徨の確認は重大で、眼球彷徨の確認ができなければ、当てずっぽうで暗示を与えるしかなくなります。

眼球彷徨が起きた後なら、筋肉支配の暗示や禁止暗示をかけてもまず失敗がありません。

また、催眠に導入したあとでクライアントに質問するときは、多くのセラピストがクライアントの横で脚を組み、膝の上に乗せた記入シートにメモを取っている光景を目にします。でも、催眠状態のクライアントと交信するときは、肩や額など、極力クライアントの体の一部に触れたほうがいいのです。体の一部に触れることで、交信のためのラポールが強化されます。

肩や額といっても、男性セラピストが女性のクライアントにいやらしさを持って触れると、そのいやらしさはクライアントに伝わってしまいますから、違和感がでないように、自然に触れることが肝心です。

もし、読者の中に現役のセラピストがいたら試してみてください。

催眠分析の最中、質問をしてもクライアントから返事が返って来なかったら、肩か額に少し触れて同じ質問をしてみてください。今度は必ず返事が返ってくるはずです。

タッチングにより、深い所での交信が可能になるんです。

脚を組んで気取っている場合ではありません。

こういったノウハウは、催眠療法士としての重要なスキルになりますから、しっかり覚えておいてください。

催眠へ導く瞬間——インダクション・ワーク

催眠導入の技法の中で、歴史に長く残っている『凝視法』という方法があります。凝視法を考案したのはアントン・メスメルの動物磁気療法に異を唱えていたイギリスの医師ジェームズ・ブレイドです。

ブレイドは何か一点を見つめさせることと、ファリアのいう言語暗示を用いて、多くの人を催眠状態に導くことに成功しました。

ブレイドは患者に花瓶の模様を長く見つめさせ、視神経を疲労させると共に「眠れ……眠れ……」と暗示を繰り返し、患者を催眠状態にしていたのですが、これが現在でも使われている凝視法の原型です。

現在ではペンライトを凝視させたり、誘導者の指などを見つめさせたりして暗示を与えていきます。

「私の指の先を見て……もう目をそらさないで……だんだん体の力が抜けてきます……手や足の力が抜けて……リラックスしてきます……そして眠くなって……力がぬける……力が抜けてどんどん眠くなる……疲れて眠い……疲れて眠い……」

このように、一点を見つめさせ「眠くなる」→「まぶたが重くなる」→「力が抜ける」といった要素を含ませた暗示を与えていき、完全に脱力するまで誘導をつづけます。

初心者の方は、壁などに目印を付けて、それを被験者に見つめさせ、あらかじめ作成してある暗示文を読み上げる人が多くいるようですが、これは初心者だから許されることです。見るのは暗示文の書かれた紙ではありません。クライアントを観るんです。

催眠療法を職業にしている人にも、スクリプトを読み上げないにしても、暗示文を暗記していて、誰に対しても同じスクリプトを唱える人がたくさんいるようです。

でも、催眠暗示は呪文ではありません。リードです。

クライアントの目を閉じさせるのなら、「まぶたが重くなる……まぶたから力が抜ける……」と繰り返し、うつろな目になったら「まぶたが下がる……まぶたが閉じる……」と暗示を変え、まぶたが下がってきたら「まぶたが閉じる……目は閉じてしまいました……」と少しずつ先を暗示していくのがリードです。

まだまばたきも始まっていないのに「まぶたが閉じました！」と言うのは、リードが早すぎるし、もうまぶたが閉じたくてピクピクしているのに、いつまでも「まぶたが重ーくなる……」と言い続けているのはリードが遅すぎるのです。

誘導の際は、クライアントをしっかり観て、リードをしてください。

プロとしての成功率をあげるために

プロは凝視法ひとつにしても、クライアントを鋭く観察しながらタイミングを合わせて暗示を与えていきます。

初心者が暗示でその状態を作り出そうとするのに対し、プロはその状態を作ったのちに、その変化に気付かせるようにします。

たとえば、「疲れて眠い……疲れて眠い……」と暗示で眠らそうとしても埒《らち》があきません。これは素人の誘導です。

そこでプロは、すでに視神経を疲れさせた状態で「まぶたを閉じると疲れて眠くなる……」と言います。

すると被験者は、まぶたを閉じたら本当に疲れて眠くなっているので、暗示が効いていることを実感します。そして自分が催眠に反応していることを納得し、実際に催眠状態へと入っていきます。

このように「自分は催眠に反応している」と自覚する状態を『催眠認識』というのですが、一旦、催眠認識が起こると、被暗示性が一気に高まるので、次の暗示も容易に受け入れるようになります。しかし、被験者によっては、「ひとつの物をずっと見ていると目が疲れるのは当たり前だろ」と思ってしまう人もいます。

そこで、視神経が疲労してくるまでは、そういったことに気付かせないように、当たり障りのない暗示を与え続けるのです。

たとえば、手や足に対する脱力暗示です。

目が疲れてくるまで「腕から力が抜ける」「足が重くなる」などの暗示を与えつづけるわけです。

ただし、視神経を疲れさせるといっても、10分も20分も一点を見つめさせたまま暗示をひたすら繰り返しても、やがて被験者も飽きてくるでしょうし、あまり長く凝視を続けさせると目に支障をきたす恐れも出てきます。ポイントは、手や足に与えていた暗示を、まぶたへの暗示に切り替えるタイミングです。

これについては、クライアントのまぶたに現れるカタレプシーを目安にしてください。手や足に暗示を与えながら、誘導者はクライアントのまぶたを観察して、ピクピク震えだしたり、まばたきとまばたきの間隔が非常に短くなったり、まばたきのときのまぶたが下がるスピードが遅くなったりと、まぶたに何らかの変調が出てきたら、そのときがまぶたに対する暗示を開始するときです。

「あの壁の模様の中で一番気になる目印を見つけてください……見つかったら、そのまま見つめてください……もう目をそらさないで……そのままゆっくりと深呼吸をしましょう……ゆっくり吸って……ゆっくり吐いて……もう一度ゆっくり吸って……ゆっくり吐いて……そのまま深呼吸をつづけていると、息を吐くたびに体の力が抜けていきます……」

ここで「息を吐くたびに体の力が抜けていきます……」と言っているのも催眠認識を狙ったもので、人は息を吸うときに交感神経が働いて身体が緊張しますが、息を吐くときは副交感神経が働いて、弛緩（リラックス）するようになっています。

この性質を利用して、いかにも誘導者の暗示で力が抜けているように思わせるのがうまいやり方です。先ほども言いましたように、催眠導入のコツとしては、暗示で次々と現象を作り出そうとするのではなく、催眠認識を誘発させるように、できた現象に意識を向けさせるようにしたほうが合理的なのです。

「～息を吐くたびに体の力が抜けていきます……そして深いくつろぎの世界に入っていきます……体中の筋肉から力が抜けて良い気持ちになります……」

このようなリラックスする要素を含んだ差し障りのない暗示を与えながら、クライアントのまぶたに変調が出てくるのを待って暗示を切り替えます。

「～体中の筋肉から力が抜けて良い気持ちになります……そしてまぶたを閉じるとさらに気持ち良くなって、眠くなります……疲れて眠くなる……そしてどうすることもできないぐらいにくつろいでいきます……体中の筋肉がくつろいでくると、深く、深く、沈んでいきます……深～く眠ります……そして心の力も抜ける……」

このように誘導して、脱力状態までもっていきます。ちなみに、この誘導の中でクライアントがまぶたを閉じたときから『接続暗示』（トランジション）というテクニックを使っています。

文面を見ていただけたらわかると思うのですが、「○○すると」とか「そして○○」というつなぎの言葉（暗示）を使うと誘導がスムーズになります。

たとえば「あなたは白いソファーに座っています。呼吸がゆっくりになってきます」と言うよりは、「その白いソファーに座っていると、呼吸がだんだんゆっくりになってきます」と言ったほうが暗示的にも力があるし、誘導もスムーズになります。白いソファーに座っていることと、呼吸がゆっくりになることは何の関係もありません。

しかし、「……していると」というような、つなぎの言葉を使うことによって、白いソファーに座っているのだから、呼吸がゆっくりになるのが当たり前のように聞こえるのです。

催眠を深化させる技術を身につける

催眠状態を深くしていく技法を『深化法』というのですが、プロとしてやっていくのなら、やはり深化法は身につけておかなくてはいけません。

専門家の中には「催眠が上手かどうかは深化法の技術にかかっている」と言う方もいるぐらいです。

催眠を深化させるためには、次の二つのことを心がけてください。

ひとつは、クライアントをできる限り脱力させること。

そしてもうひとつは『ホメオスタシス』（恒常性維持機能）に柔軟性を持たせることです。

脱力の必要性はすでに説明しましたので、ホメオスタシスについて説明していきます。

ホメオスタシスというのは、人間の生命に関わる能力で、いつも快適な自分でいようとする無意識のシステムです。

体温が上がれば汗をかき、体温が下がれば身体が振るえて体温を上げるといった、快適な自分を維持しようとする能力が人間には備わっています。

普段は本人のために活動している能力ですが、催眠のときには深化を妨げる要因になってしまいます。

催眠状態に入り始め、意識が変性してくると、ホメオスタシスが働いて、意識を普段の状態に戻そうとします。

つまり、深い催眠へ導くためには、このホメオスタシスに柔軟性を持たせる作業が必要なのです。

では、どうすればホメオスタシスに柔軟性を持たせることができるのか？　これは、真逆の状況を暗示すればいいのです。

たとえば、下に沈むイメージを与えたら、今度は上に浮上するイメージを与えるなど、正反対の状況を暗示することによってホメオスタシスに柔軟性を持たせることができます。

そして、ホメオスタシスに柔軟性を持たせたら、すかさず力が抜ける暗示を与えます。

「私が10から0まで数を逆に数えると、あなたの催眠は深くなっていきます……はい、10……9……8……7……体が深～く沈んでいきます……6……5……4……3……深～く沈んでいく……2……1……0……深～く沈んでいく……そして体が深く沈むと、今度は手足が綿のようになって、軽～くなってきます……全身が軽～くなって、まるで雲の上に乗っているみたいです……フワフワと、とってもいい気持ちがします……さあ、私が3つ数えたら深く眠りましょう……3……2……1……眠って……深く眠って……深～く眠って……そして心の力が抜けます……」

ほかにも、「寒い、寒い、冬を思い出してください……本当に身体が寒くなってきます……」と暗示したら、今度は「夏を思い出してください……体が暑く、暑く、なってきます……」と暗示して、すぐに「眠って」とか「力が抜ける」と言って脱力させます。

このホメオスタシスに柔軟性を持たせる暗示を与えては脱力させるといったサイクルを繰り返すことで迅速に催眠を深化させることができるのです。

ところで、成功率に着目点をおいて過去の資料を調べてみると、次のような報告が見つかります。

ボッテー氏　30％

ビンスワグ氏	50％
モルセル氏	70％
ベロンコ氏	75％
ロイドタッケー氏	80％
テルボーフ氏	80％
フォレル氏	83％
ベルンハイム氏	90％
リエボール氏	92％
ウェッテルストランド氏	95％
リンギエール氏	95％
レンテルゲーム氏	97％
フェランデル氏	98％
フォグト氏	１００％

これは、ドイツのレーベンフェルトが調査した著名な催眠家における成功率を記した調査報告です。

１００パーセントの催眠は存在しないので、当時の調査方法が万全ではなかったとしても、フォグトの成功率は調べる価値があると思い、探求したところ、他の催眠家と違い、彼は系統的な催眠を行っていたことがわかりました。

今でいう『揺さぶり法』という深化法です。深化法とはいっても、特別なことをするわけでもなく、少し催眠をかけたら一度解いて、また少し催眠をかけたら解いてといった作業を繰り返すだけの、誰でもできる技法です。

こういったことからでもわかるように、心は一気に変化させようと思うとホメオスタシスの反発を招き、成功率が低くなります。

一回の誘導で深催眠まで誘導しなければならないわけではないので、クライアントの心境と相談しながら少しずつセッションを進めていくのも催眠療法士にとっては必要なことかもしれませんね。

大切なのはその人の性質ではなくその瞬間の心境

昔の資料を見ると、「占いを信じている人はかかりやすい」とか「霊を信じている人はかかりやすい」などといった記述が所々に見つかります。しかし、こういったことは現場ではほとんど役に立ちません。

催眠を受ける前のクライアントの心境はとてもナイーブです。

もし、催眠療法を受ける日の朝に、テレビのスイッチを入れると、ニュース番組で「催眠で洗脳されていた疑いがあります」とか「悪徳宗教のマインド・コントロールに催眠の原理が使われていた可能性があり、現在調査中です」などと放送されていたら、たとえこのクライアントが普段は高い被暗示性を持っていたとしても、この日は催眠誘導を試みても、まず良い結果にはならないでしょう。テレビのニュースという発信源から否定的な情報を受けてしまった場合、その影響力は大きく、催眠療法所に足を運んだとしても、少なくてもこの日はクライアントが心の扉を開くのは難しいと思います。

大切なのは、そのクライアントがかかりやすい人か、かかりにくい人かではなく、催眠誘導を受ける直前の心境が問題なのです。

それだけセラピストのひと言ひと言が成否を分けるほど影響するということです。

催眠を開始する1秒前に言った誘導者の一言でかからなくなることもあるのです。

さて、面接から始まり、ある程度のラポールが形成できたら、被暗示性テストで信頼を高め、導入から深化へと進んでいくわけですが、必要なところまで催眠を深化させたら、目的の作業を行って催眠を解きます。

クライアントを催眠から覚ます方法を『覚醒法』というのですが、催眠の解き方を教える前に、成功率をあげるためのノウハウをもうひとつお教えしておきます。

催眠を成功させるための重要な作業とは

催眠を要せず、被験者は目を閉じることも無く、暗示だけで、記憶支配の現象を起こしたり、果ては幻覚を発生させたりすることも理論上不可能ではありません。でも、催眠状態になれば暗示が入りやすくなることも確かです。

つまり、暗示と催眠状態を相乗的に使って行くのが合理的な進め方といえるのです。そこで、暗示感受性を高めるために『深呼吸』を利用します。

先ほど、意識を変性させるためには、ホメオスタシスに柔軟性を持たせることが大切だと言いました。ホメオスタシスに柔軟性を持たせるもっとも簡単な方法は深呼吸なんです。

多くの催眠家が催眠開始前に必ずクライアントに深呼吸をさせます。ちなみに、私は深呼吸をさせずに深い催眠まで誘導した催眠家を未だに見たことがありません。それだけ催眠開始前の深呼吸は重要な役割を持っているのです。

ただ、深呼吸はやらせればやらせるだけ成功率が上がるかというと、そう単純ではありません。深呼吸の量が少ないと、催眠導入に必要なだけホメオスタシスに柔軟性を持たせることができませんし、いつまでも深呼吸をやらせているとクライアントは貧血を起こす危険性もあります。

そこで、深呼吸の量は、クライアント自身に委ねるように暗示を与えておくのです。

「では、催眠に入りやすくするために、深呼吸をやっておきましょう……両手のひらが上に向くようにして、ももの上に置いてください……そして深呼吸をしましょう……鼻から大きく息を吸って……いっぱいに吸い込んだら、口の先を小さくして、ゆっくり吐き出します……吐いて……吸って……めいっぱい吸い込んだら、ストローをくわえているように、口の先を小さくしてゆっくり吐きます……吐いて……そのまま深呼吸を続けていると、手のひらに何かの変化がでてきます……ピリピリした感じがしてくるかも知れませんし、暖かくなってくるかも知れません……どんな変化でもかまいませんから、何かの変化がでてきたら教えてください……そのときが催眠を開始する絶好のタイミングです……」

このように暗示しておくと、深呼吸のやりすぎで苦痛を与えることはまずありません。なおも、「手のひらに何かの変化が出てくる」といった暗示は、実際は深呼吸によって起きた当たり前の現象なのですが、誘導者の指示に従った結果だと思うクライアントも少なくありません。

この場合、「催眠は心の思いすごしだけでなく、身体に変化が起こる」といった暗示になり、深い催眠まで誘導できる可能性を高くします。

さらに、手のひらが温かくなった場合には、後で述べる自己催眠のひとつ『自律訓練法』の第2段階に成功したことになり、催眠の兆候をすでに作り出していることになります。

だいたいプロは催眠が開始される前に大半の作業を終えているものです。

ところで、先ほどの誘導の中にいくつか暗示テクニックが隠されているので説明しておきます。

まず、「手のひらに何かの変化がでてきます……ピリピリした感じがしてくるかも知れませんし、暖かくなってくるかも知れません……どんな変化でもかまいませんから、何かの変化がでてきたら教えてください……」という部分です。

これは「人は二つのことで同時に迷うことができない」という性質を利用していて、クライアントは「はたしてどんな変化が起きるのだろう」といった気持ちで待ち構えています。ということは、変化が出るか出ないかの迷いはなく、どんな変化が出てくるかで迷っているわけです。つまり、変化が出てくることは前提になっているのです。

この暗示テクニックを『前提暗示』または『ダブル・バインド』といいます。

また、ピリピリとか、暖かい感じだけに限定せず、「どんな変化でもかまいませんから、何かの変化がでてきたら教えてください……」といった部分は『ミルトンモデル』というテクニックが使われています。もし、「ピリピリした感じがします」と言った場合には、ピリピリした感じがでてこなかったら暗示は失敗になります。「暖かい感じがします」と言った場合も同じで、暖かい感じがしてこなかったら失敗です。

しかし、「ピリピリした感じがしてくるかも知れませんし、暖かくなってくるかも知れません……どんな変化でもかまいませんから、何かの変化がでてきたら教えてください」と言ってあるので、ジンジンだろうと、チクチクだろうと、何かの変化には違いありませんから、どんな微細な変化も暗示にヒットしたことになります。これにより誘導者の暗示に信頼性が生まれ、誘導者としてのラポールができるというわけです。

催眠を解除する覚醒法

それでは、催眠を解除する方法を説明していきます。

よく「催眠を解かなかったら一生かかったままなんですか？」といった質問をされることがあります。結論から言うと、催眠はそのままにしておいても自然と覚めます。

一旦、催眠関係ができると、誘導者も被験者もお互いがその関係を守ろうとしているだけなので、催眠関係を守ることに興味がなくなったら勝手に覚醒するのです。

「催眠関係を守るのは、誘導者のほうからすると何となくわかるんだけど、なぜ被験者がその関係を守ろうとするのかわからない」と思っている人もいるのではないでしょうか？

これは潜在意識を子供みたいな性質だと思っていただければ理解しやすいと思います。

たとえば、大人と子供が遊んでいます。

子供は、次から次へと楽しい遊びを教えてくれるので、次はどんなことをしてくれるのだろうと興味を持っています。しかし、いつか飽きてきて「そろそろ帰ろうかな〜」と考え出したとします。このときが催眠でいう『自然覚醒』（誘導者が催眠を解く前に勝手に催眠が解ける）が起こるときです。

つまり、被験者の潜在意識が催眠に興味をなくした時点で勝手に覚めるのです。

また、催眠を作り出す際にあなたが高めたクライアントの被暗示性も集中力が高まっているだけなので、日常生活に戻ればすぐに普段の状態に戻っていきます。これも、映画を観ていて、内容にのめり込んでいき、涙を流したり、笑ったりしても、映画館を出て、友達と会って普段の会話をしたら、日常生活に対応する自分に戻っているのと同じで、催眠の被暗示性も誘導を止めた時点から元に戻っていくのです。

被暗示性についても、「暗示されやすさが高まっているのだったら、この状態で帰りの電車の中などで誰かが催眠術師のような口調で話しかけたら催眠にかかってしまうのか？」と心配している人もいると思いますが、これも心配いりません。

何度も言うように、催眠を持続させているのは催眠を施す者と受ける者との間にできる催眠関係です。もし、ステージ催眠で、催眠術師がこんな暗示をかけたとします。

「３つ数えたらあなたは目を覚まします……そして目が覚めると、あなたを操るのは私から司会者に変わります……目が覚めたら、あなたに催眠をかけている人は、私から司会者にバトンタッチしています……」

この暗示のあと、被験者が目を覚まし、司会者がその催眠術師と同じ口調で暗示をかけると、被験者は司会者の暗示の通りになります。

こんな光景を見ると、催眠にかかった人は、思考が無くなってしまって、誰の言う事にでも従うように思えますが、ここが催眠の複雑な部分です。

ここまで読み進めてきた方なら、もうおわかりだと思いますが、これは催眠術師との間にできた催眠関係の中で行われていることです。被験者の状況判断の深鋭によって、催眠術師の面子を守っているだけで、司会者の誘導に従っているというより、「誘導者をバトンタッチする」といった催眠術師の暗示に従っているのです。

だから、催眠を受けたあと、帰りの電車の中で誰かが催眠術師のような口調で語りかけてきても、そこには催眠関係がまったくできていないので催眠にかかることはないのです。

ただし、あなたがクライアントに起こした変化は元に戻して帰すのがセオリーです。トラブルを避ける必須の作業でもあります。

まずは力の抜け具合を元に戻しましょう。

あなたは深い催眠状態に誘導したい一心で、クライアントに脱力暗示をどんどん入れていきます。そこで催眠を解くと、催眠からは覚醒しますが、身体の力は抜けたままになっていることが少なくありません。その状態で椅子から急に立ち上がったら、よろけて倒れてしまうこともあります。

万が一、クライアントに怪我をさせてしまったら、責任は誘導者が取らなくてはいけません。だから催眠が終わり、クライアントが立ち上がるときは、手足の屈伸運動をして、身体に十分力を戻してから終りにしてください。

私は催眠の責任問題をよく車の運転に例えるのですが、誘導者は車を運転しているのと同じです。ハンドルを握っているのは誘導者ですから、何かあった場合はすべての責任を運転手が取らなくてはいけません。

たとえ誰かから「ちょっと催眠を見せてくれよ」と言われた場合でも、「私に催眠を掛けてください」と被験者から要望してきた場合でも、責任は誘導者にあります。

車の運転でも、「ちょっとそこまで乗せていってくれよ」と誰かに頼まれた場合でも、違反や事故を起こしたら運転手が責任を取りますよね？　これと同じです。

それから、禁止暗示も解き忘れをしないようにしないといけません。

もし、誘導の初期のほうで「あなたは椅子から立ち上がることができない！……どんなに頑張っても私が暗示を解くまでは絶対に立てません！」と暗示をかけたとします。

この暗示を解かずに催眠誘導を進め、最後に「目が覚める」という暗示を与えて覚醒させると、あとでクライアントから「なんか腰が重いんですけど……」とか「腰に力が入らないんですが……」などと言われてトラブルの元になったりします。

禁止暗示はときに急速に催眠を深化させるときがあるので多用することが多いのですが、禁止暗示はクライアントが暗示の効果を認めたら、そのあとはほとんど用がありません。

だから禁止暗示を与えたら、すぐに解除する癖をつけておくことです。

たとえば、「あなたは椅子から立ち上がることができない！」と暗示したら、「立ち上がってみて？」と言ってチャレンジさせますよね？　そしてクライアントが立ち上がろうとしたその瞬間に「立てない!!」と念を押すのが基本になっていました。

そのあと、クライアントが立てないことを実感したら、「私が指を鳴らしたら暗示が解けます」と言ってパチンと指を鳴らすなりして、「はい、もう立てますよ」と言って、解除します。そして、クライアントが立てるかどうかの確認をしてから、次に進みます。

もし「あなたは歩けません！」と暗示してクライアントが歩けなくなったら、「私があなたの肩をポンと叩くと暗示が解けます」と言って暗示を解除します。そして歩けるかどうかを確認してから、次に進みます。

暗示を解除するときの刺激は何でもかまいません。指を鳴らそうと、手を鳴らそうと、クライアントの肩を叩こうと、何かしらの刺激になればいいのです。

また、最後に催眠を完全に解くときに「私が催眠中に与えた暗示はあなたが目を覚ますとすべて解除されています」とやる方法もありますが、禁止暗示もかけて覚ましてかけて覚ましてを繰り返すと、揺さぶり法の原理の元、よりよく催眠が深化するので、私はクライアントが暗示の効果を自覚したらすぐに解いて次に進む方法を薦めます。

それから、少し補足しておくと、凝視法とかで導入した場合、「まぶたが開かない」と禁止暗示をかけることが多いのですが、まぶたのカタレプシーは解かずに進めることが少なくありません。早い段階から目を開けさせると、その勢いで催眠が解除されることがあるからです。

最後の催眠を解く暗示に「目を覚ます」という暗示が含まれるので、まぶたに対する禁止暗示は覚醒暗示でほとんど解除されます。

催眠を解くときに気をつけなければいけないこと

１９８８年イタリアのジウカス・カセーラという催眠術師がテレビのバラエティー番組でステージ催眠を行っていました。

いろいろとパフォーマンスを行う中、ジウカスはテレビの視聴者に向かって、「絡みあった手が離れなくなる」という暗示をかけたのです。それを観ていた視聴者数名は絡み合った手が取れなくなり、一時的に混乱を起こしました。中でも、ジュストという8歳の少年は手が取れなくなった状態のまま、父親にテレビのスイッチを切られてしまうのです。

解除の暗示を視聴できなかったジュストは不安のあまり、絡み合った手はさらに強く硬直し、ますます取れなくなってしまいます。

ジュストの両親は事を重大に捕らえ、病院へ行くことになります。

しかし病院でもその手は取れず、困り果てた父親はテレビ局に電話をかけ、電話越しに催眠を解いてもらうといった事態が発生しました。

催眠誘導は、相手を観察しながら進めていくリードでしたよね？

相手が見えない状態で一方的に暗示を与えるからこんな事件が起こるのです。一方的に暗示を配信するのなら、相手に心構えをさせる準備と最低限の注意事項を述べておく必要があるでしょう。

先ほどのジュストですが、病院へいくまでの最中、周りの大人たちが「悪魔の仕業」だの「呪い」だのと騒ぎ立てていたので、ジュストの意識は一方性変化となり、手の硬直は著しく強化されてしまったのです。

8歳の子供にこんな恐怖を与えたら、子供がどうなるかは想像に難しくないはずです。暗示に対して不安を抱いたとき、その不安を煽《あお》り立てないようにするのが肝心なのです。たとえば、催眠が解除される暗示を与えても、一度の覚醒暗示で覚めなかったら、そのまま同じ覚醒暗示をもう一度与えればいいいだけです。それでも覚めなかったらもう一度やればいいい。いけないのは一度の覚醒暗示で覚めなかったからといって、誘導者がうろたえることです。

この誘導者の不安は、想像以上にクライアントに伝わり、不安を煽り立ててしまいます。私は長く催眠をやっていますが、経験上、2回の覚醒暗示で覚めなかったことは一度もありません。

催眠に誘導するとき、自信のない態度で暗示を与えると暗示が弱くなります。これと同じで、覚醒暗示も自信を持って与えてください。堂々と与えれば問題はないのです。

このようにクライアントの身体の力、与えた禁止暗示の対処、不安を与えない態度で接することなどを含め、覚醒暗示は次のように行います。

「私が3つ数えたら、あなたはとても気持ち良く目を覚まします……3……手足に力がグーンと戻ってきた……2……周りのことが良ーくわかるようになる……1！……ハイッ！　すっきりと目を覚まします……頭が軽くとってもいい気持ちです……さあ、目を開けて……すっきりとしています……しっかり目は覚めましたか？……では手足を曲げ伸ばしして、完全に力を戻しましょう……」

見てわかる通り、覚醒暗示にも『前暗示』『刺激』『追い込み暗示』といった暗示の基本が用いられています。

また、「すっきりとしている」「頭が軽くなる」「とても気持ち良い」などの肯定的暗示を入れるとクライアントは催眠を肯定的に捉え、次回の催眠もさらにスムーズになります。

また、数を3つ数えるときは、クライアントの催眠深度に添って、深くかかっているのなら、それだけゆっくり数を数えてあげるとなおいいです。

催眠は眠っているわけではないので、睡眠とは別物ですが、深い眠りから急に起こされると不快になるように、催眠も、深い催眠のときに急激に覚醒させられると、不快になることがあるからです。

それから、最後に、必ず「きちんと覚めましたか？」とクライアントに聞いてください。覚めてなかったら「まだ少し覚めていません」とか「まだボーッとしています」などと正確な状況を教えてくれます。もし、覚醒が不完全のようでしたら、覚醒暗示をもう一度はっきりとした声で行ってください。

第4章

自己催眠の指導

誘導された催眠状態と自己催眠状態は根本的に違う

催眠療法士は基本的にステージ催眠のような強引な誘導は行いません。

ほとんどが催眠状態を作り出すための、クライアントとの共同作業になります。そのため、ときには自己催眠の指導能力も必要になってきます。

もっとも簡単にクライアントが自己催眠を習得する方法は、一度誘導者に誘導してもらったあとで、誘導者の導入作業を徐々に減らしていき、最終的にクライアントだけで催眠状態に入れるように指導していくやり方です。

しかし、催眠の利点や可能性については熟知しているけれど、指先一つでも他人にコントロールされることに抵抗があるといったクライアントも少なくありません。

このようなクライアントに対しては、他者催眠をまったく利用せず、最初から自己催眠の指導に専念することもあります。

そこで、代表的な自己催眠の理論とやり方を紹介していきますので、まずはあなた自身がクライアントになったつもりで自己催眠を練習してみてください。

具体的な方法を説明する前に、他者催眠と自己催眠の違いを説明しておきます。誰かに誘導されて入った他者催眠状態と、最初から自分ひとりで練習をして身につける自己催眠状態の違いをわかりやすく言うなら、「何も考えていない状態」と「ひとつのことだけを考えている状態」です。

催眠状態は、一点集中の法則の下で成立することはすでに述べましたが、他者催眠の場合は、その一点集中が誘導者の暗示に向けられています。

「椅子から立てない」「腕から痛みが無くなる」「名前を思い出せない」など、誘導者に暗示された事柄に対し、忠実に従うため、暗示の内容つまり誘導者の「意図」に意識が向いています。このときクライアントは、できるだけ何も考えない状態で誘導者からの暗示を待っています。この状態を『受動的注意集中』といいます。

一方、自己催眠の場合は、自分の観念を受け入れるために、自分の「考え」に意識が集中しているのです。

つまり、自己催眠状態は「ひとつのことだけを考えている」状態です。これを『能動的注意集中』といいます。

催眠の権威である九州大学の成瀬悟策名誉教授は、学生たちにある9ケタの数字を記憶させました。

すると、もっともよく覚えられたのは、最初の桁の数字で、あとの桁になるに連れて成績が悪くなり、最後の2ケタぐらいになるとまた少し成績が上がるという結果がでました。これを『初頭効果』と『終末効果』といいます。

しかし、成績が悪くなる6ケタや7ケタの数字を一部赤色にしておくと、その部分の数字に対する記憶の成績が上がります。これは特定の場所にインパクトを置き、無理やり記憶に残るように仕向けられたわけですよね。これが受動的注意集中です。

次に、一部の数字を赤にする代わりに「7桁目の数字をよく覚えておくように」と言っておくと、やはり7ケタ目の数字をよく覚えます。これは自ら注意を集中するようにしたわけですから、能動的注意集中になります。

つまり、他者催眠状態も自己催眠状態も、同じように何も考えていない状態としてクライアントに指導してしまうと習得が困難になってしまうわけです。

ストレス社会から離れ、山にこもり、禅の修業や瞑想の訓練を何年もやってきた人ならともかく、普通の人が意識的に思考を静止させるなど簡単にできることではありません。自己催眠状態は、何も考えていない無念無想の状態ではなく、ひとつの考えに集中している状態だということを覚えておいてください。

また、自己催眠状態を日常生活の中で説明するなら、あなたが会社の重役、たとえば部長クラスの人で、ある日、社員の一人が会議で「会社の広告をゲームアプリを使ってPRしたらどうですか？」と企画を上げてきたとします。

「これは面白い」と思ったあなたは、「よし！この企画に俺が名前を付けてやる」と考えます。

座り心地の良い椅子に座り、ずっとネーミングを考えている。

そもそもこの計画に名前を付けなければいけないというものではありませんし、何日までに考えろという期限も無い。そのうえ重役なので、ただ椅子に座ってネーミングを考えているだけでも、その時間の給料は支払われるからお金の心配もない。

つまり、ストレスの無い状態で一つのことを考えているのです。この状態がまさに自己催眠状態に極めて近い状態です。

さらに他の例を挙げるなら、あなたがバイクの好きな男性だったとします。

憧れのバイクを購入して、乗り回したり、いろいろ部品を取り替えたりしている空想に浸っているとします。このとき日常のストレスなど忘れていて、自分が浮かべているイメージのことだけに意識が向いている。他の雑念に邪魔されないこの状態こそが自己催眠状態と同じ状態だと思ってください。

違うところは、向けられている意識の題材が「バイク」に向けられているか、それとも「心の安定」に向けられているかの違いです。

自己催眠状態にリラックスが必要な理由

よく心理を勉強している人は「受動的というのは無意識の働き」であり、「能動的というのは意識の働き」と解釈していることがありますが、ここでの説明は注意の集中が受動的か能動的かという話であって、自己催眠を習得する際に力みは禁物です。

自分の暗示を意識的に実現させようと思うと、身体が力み、催眠から離れていきます。あくまでも、身体はリラックスさせておかなくてはいけません。

少し難しい表現になるかもしれませんが、意識の集中は能動的に、そして身体は受動的な構えでいることが肝心です。いわば、リラックスしたまま意識が一つのことに集中している状態です。

ときどき、催眠を教えている人の中に「自己催眠状態は無意識の状態になって、自分の潜在意識に暗示を入れるものです……潜在意識に暗示が入ればどんなことでも実現するのだから遠慮しないで3つでも4つでも好きなだけ暗示をしなさい」という人がいます。でも、こんな自己催眠は存在しません。

自己催眠は一つのことだけを考えている状態です。

たとえば、「腕が重くなる」と自己暗示をしたら、そのことだけを考える。「何日ぐらいで自己催眠ができるようになるかな?」とか「このあと9時から好きなテレビドラマが始まるな……」などと、他のことは考えていない状態です。

自己催眠の練習の間は時間を忘れるぐらいが理想なのです。

そして、雑念にとらわれず、一点に集中するには、やはり、心と体の相関関係を利用して、身体から力を抜くのが一番の早道です。

ただし、その力の抜け具合は、今みなさんが思っているような力の抜け具合ではないと思います。ためしに、今日お風呂の中で腕の力をできる限り抜いてみてください。

もし、あなたが限界まで力を抜いてもそのままの状態なら、まだ催眠でいう脱力までは達していません。腕から完全に力が抜けているのなら、あなたの腕は湯船に浮いてくるのが本当なのです。
腕が下に沈んでいるようなら、まだまだ雑念を取り去るほどの脱力ができていないということです。

自己催眠の代表作シュルツ博士の自律訓練法

この方法はドイツのJ・H・シュルツ博士が催眠を経験した被験者から催眠状態の感想を聞き、そのデータを元に、自己暗示のみで催眠状態に入れるように考案した自己催眠法です。催眠状態の見本ともいえるこの方法は、自己催眠健康法として世界中で活用されています。

習得までのステップは、シュルツ博士の考案により6段階に分かれています。

第1段階では四肢に重感暗示を与えて筋肉を弛緩させていきます。

基本的なやり方は、まず仰臥姿勢で行うなら、仰向けに寝て足を肩幅ぐらいに開いて、手も自然に力を抜いて目を閉じます。

この姿勢のまま気持ちが落ち着いてきたら、深呼吸を数回行い、利き腕に意識を向けて公式暗示（自律訓練法の基本暗示）を自分に与えていきます。

●公式暗示第１段階

まず「右腕が重い……右腕が重い……」と声に出して30秒ほどゆっくり繰り返します。そして最後に「気持ちがとっても落ち着いている……」と言って重い感じをしばらく味わってみます。

次に「左腕が重い……左腕が重い……」と30秒ほど繰り返したら、「気持ちがとっても落ち着いている……」と言って、やはりその感覚を実感するように意識を向けます。

次は脚に意識を向けて「右脚が重い……右脚が重い……」と30秒ほど繰り返して、また最後に「気持ちがとっても落ち着いている……」と言って重い感じに気持ちを向けます。

そのまま「左脚が重い……左脚が重い……」と30秒ほど繰り返して、最後に「気持ちがとっても落ち着いている……」と言って重たい感じを味わってみます。

このように、第1段階の公式暗示が一通り終わったら、しばらく全身がリラックスした感じに意識を向けます。一通り全身に意識を向け終わったら、一度「覚醒暗示」を自分に与えて覚醒します。

かけた暗示が実感できてもできなくても必ず「覚醒暗示」を行います。

声に出して「……手や足に力が戻る……体が軽くなりスッキリと目が覚める……」と言って目を開けます。そして手と足を2、3回、曲げ伸ばしして、手足の力を完全に戻してから起き上がるようにします。

ちなみに、自己催眠の練習を途中で中断するのは何の問題もないので心配はいりません。

自己催眠はただ意識が一点に集中しているだけですから、万が一隣の家が火事になったり、泥棒が侵入したりしたときには、潜在意識が危険を察知し、一瞬にして全身に力が戻るので安心して練習に取り組んでください。

でも、もし自己暗示の途中で来客や電話が掛かってきたときなどは、潜在意識が危険を察知しませんから、力が自然に戻ることはないので、抜けてしまった力は自分で戻す必要があります。

また、催眠に入っている実感がなくても、手足の力が抜けているときがありますから、不意に立ち上がると転んでケガをしてしまう可能性もあるので、練習を中断するときは、手足の屈伸運動を充分に行い、力だけは必ず戻すようにしてください。

さて、一度「覚醒法」を行い、脱力した力が戻ったら、速やかに2回目の練習に入ります。一度、手足の力を完全に戻しておくことで、次の練習の際に実感が出やすくなります。

催眠に入る姿勢ができて、深呼吸を終えたら、一度目の練習と同じ要領で、右腕に「重い」という重感暗示を30秒ほど与えて、最後に「気持ちがとっても落ち着いている……」と言って重い感じを味わいます。そのまま、左腕、右脚、左脚という具合に進めていき、2回目の練習が終ったら、ひと呼吸おいてまた3回目の練習というように進めていきます。

決して意識的に力を入れて重くしてはいけません。暗示の力だけで脱力状態をつくるようにしなければ無意識を活性化させることができないからです。

あくまでも意識的な努力は避けるようにしてください。

全体的な練習時間は、だいたい1回5分から10分ほどの目安をつけて毎日、朝起きた直後と寝る前に1日2回行うのが理想です。できれば朝5分、夜10分、行うのが良いようです。

また、早い人だと練習を始めてすぐに実感できる人もいますが、普通は重い感じが実感できるまでに3日から5日ぐらいかかり、第1段階をマスターできるまでに3週間ほどかかるのが通常です。

この自律訓練法の第1段階をマスターできたら、日常で起こる少々のストレスならある程度コントロールできるようになります。

たとえば、会社で上司に叱られたり、同僚に嫌なことを言われたりして、落ち込んでいる日に、そのことを考えながら睡眠に入ると、朝起きたときに胸や喉の辺りが気持ち悪かったりすることがあります。でも、自律訓練法の第1段階をマスターして、睡眠に入る前に全身の脱力を行ったあとで睡眠に入ると、朝起きたときに気分が悪いまま目が覚めるといったことはほとんど無くなります。

●公式暗示第2段階

気のせいではなく、暗示によって重くなったことが実感できるようになったら、公式暗示の第2段階に進みます。

やり方は第1段階と同じで、四肢に公式暗示を与えていくのですが、今度は「重感暗示」の変わりに「温感暗示」を与えていきます。

ただし、改めて第2段階の練習から始めるのではなく、第1段階の暗示のあとに第2段階の暗示を重ねていくようにします。

姿勢を整え、深呼吸を終えたら、まず四肢に「重くなる」と第1段階の暗示を行い、そのままの状態で覚醒せずに、「右腕が温かい……右腕が温かい……」とゆっくり暗示を声に出していきます。

30秒ほど繰り返したら、第1段階のときと同じように、最後に「気持ちがとっても落ち着いている……」と言って温かい感じを味わってみます。

そのまま同じ要領で、左腕—右脚—左脚という具合に「温感暗示」を与えていきます。

ここでは、「右腕—左腕—右脚—左脚」といった順番で進めていますが、必ずしもこの順番でやらなくてはいけないというわけではありません。

「右腕—右脚—左腕—左脚」でもいいのです。普段よく使う筋肉から始めたほうが効果が早く出ると言われているので利き腕や利き脚から始めるだけのことです。

この公式暗示の第2段階がマスターできたら、軽い不眠症ならたちまち改善されてしまいます。精神的疾患の影響で重度の不眠症を患っている方は、医療機関に相談する必要があると思いますが、「早く寝ないといけない」とか「睡眠時間をたっぷり取らなければ明日の仕事に差し支える」などと、自ら作り出している緊張が入眠の妨げになっているような場合は、自律訓練法が極めて効果的です。

「寝よう……寝よう……」とする過剰な思いは、努力逆転の法則によって、体の緊張を作り出してしまいます。自律訓練法の第2段階を行うことによって、努力逆転の法則は働かず、身体を先に睡眠状態に近づけるので、心と身体の相関関係によって、心が身体に着いてきます。そして自然と眠りに入っていくというわけです。

●公式暗示第3段階

第2段階の練習を続け、温かい感じが実感できるようになったら、次の第3段階の暗示を追加していきます。

第3段階では呼吸の調整暗示を行います。

第2段階までの公式暗示を行ったあと、「とても楽に呼吸している……呼吸が静かに、ゆったりしている……」と30秒ほど暗示を繰り返し、最後に「気持ちがとっても落ち着いている……」と暗示して、呼吸が楽になった感じを実感してみます。

練習開始の際に行う深呼吸と違い、ここでは意識的な呼吸は行いません。

意識的に呼吸をゆっくりにしようと努力すると、呼吸にストレスがかかってしまいます。あくまでも自然の呼吸に意識を向けて、暗示の力で呼吸の調整を行います。

「とても楽に呼吸している……呼吸が静かに、ゆったりしている……」と暗示をつづけ、睡眠状態のときのような、ゆったりとした呼吸になり、なおかつその呼吸にストレスを感じなくなったら第3段階は完了です。

注意点として、この第3段階は呼吸器官に疾患のある人は行わないでください。

呼吸器官に疾患のある人は、第2段階の公式暗示が実感できるようになったら、第3段階を飛ばして第4段階の練習に進みます。

●公式暗示第4段階

鼻から吸った呼吸が身体の奥のほうへ降りていくように、喉から胸へ、胸からお腹へ、お腹から全身へと行渡るイメージをしながら、深い呼吸が何の抵抗もなくできるようになったら、第4段階の練習に入ってください。第4段階では「心臓の調整暗示」になります。同じく第3段階までの暗示に追加していくように「心臓が規則正しく打っている……心臓が規則正しく打っている……」と30秒ほど暗示を繰り返し、最後に「気持ちがとっても落ち着いている……」と暗示して心臓が穏やかになる感じを味わいます。

自律神経のバランスが乱れていると、心臓は規則正しく打ちません。ときには不整脈のように乱れます。また、自律神経のバランスが整っているからといって、機械で打ったように正確に鼓動することもありません。大切なのは、落ち着いた鼓動に対し、ストレスを感じていないことです。

時折、心臓の鼓動と一体になり、心臓の音が聞こえないというか、感じなくなるときがあるかもしれませんが、心配しなくて大丈夫です。それだけ精神が統一されている証拠です。

注意点として、この第4段階も心臓に疾患のある人は練習をしないようにしてください。第3段階が実感できるようになったら、心臓に疾患のある人は、第4段階を飛ばして次の第5段階へ進みます。

●公式暗示第5段階

第5段階では「腹部の温感暗示」を重ねていきます。

第4段階までの公式暗示に追加するように「お腹が温かい……お腹が温かい……」と30秒ほど暗示を繰り返し、最後に「気持ちがとっても落ち着いている……」と暗示して胃の辺りが暖かくなっていることを実感してみます。

お腹の真ん中には、神経のかたまり、太陽神経叢《たいようしんけいそう》があり、この太陽神経叢が温かく感じてきたら、自然治癒力も著しく活性化してきます。日常生活においても、ストレスの消化が極めて速やかになっていることに気付くはずです。

●公式暗示第6段階

胃の辺りが暖かく、なんとも言えない良い気持ちになったら、最後の第6段階の練習に入ります。

第6段階では「額が涼しい……額が涼しい……」と30秒ほど暗示を繰り返し、最後に「気持ちがとっても落ち着いている……」と言って額の涼しさに意識を向けます。

額が涼しく、そしてそれをとても気持ち良く感じてきたとき、人間のもっとも健康な頭寒足熱の状態になり、あなたの心は完全に安定した状態に入ったといえます。

さて、これで自律訓練法の公式暗示は完了ですが、最後に、覚醒についてもう一度言っておきます。

どんなに実感がなくても、一回の練習のたびに必ず覚醒法を行ってください。

そして練習を完全に終えるときは、覚醒暗示のあとに、必ず手足の屈伸運動を行い、全身の力を完全に戻してから日常生活に戻るようにしてください。

ジェイコブソンの漸進的弛緩法

この方法は、神経生理学者エドモンド・ジェイコブソン博士が考案した方法です。

ジェイコブソン博士は、人が驚いたときの反応、つまり驚きの反射に着目しました。そして常日ごろ緊張型の人が驚いたときは筋肉の反射が早くて大きく、リラックス型の人の反射は遅くて小さいことを発見するのです。

心身症（心の歪が身体に影響を及ぼす症状）の患者の多くが緊張型であることから、ジェイコブソン博士は緊張をコントロールするリラクゼーション法を考案しました。それが『漸進的《ぜんしんてき》弛《し》緩《かん》法《ほう》』です。

この方法の特徴は、よりよく弛緩させるために各部位を一度緊張させることです。

練習は仰向けに寝た姿勢でもできますが、ここでは椅子に腰掛けて行う方法を紹介しようと思います。

寝た姿勢のほうがやりやすいという人は布団やベッドの中でやってもまったく問題はありません。自律訓練法にしても漸進的弛緩法にしても自分がやりやすい姿勢で行うことが肝心なのです。

ではまず、両足のつま先を真っすぐに伸ばして、一度スネに緊張を感じます。約5秒間、思いっきり力を入れます。（図15）

そのまま充分にスネの緊張を感じることができたら、力を入れたままゆっくりとつま先を自分の顔のほうに向けるようにして、今度はふくらはぎを緊張させます。（図16）

そのまま約5秒間できるだけ力を入れて、ふくらはぎの緊張を充分に味わったら、今度はパッ！　とゆるめて、脚全体のリラックスを味わいます。

脱力した感じをしばらく実感したら、次は腕です。

両手をこぶしにして力を入れます。手が震えるぐらい思いっきり握ってください。（図17）

約5秒間、力を入れたら、そのまま力をゆるめないで、少しずつ指を開いていきます。

そのまま指の間をできるだけ開いたら、もっと指を開くようなつもりで約5秒間、思いっきり力を入れます。（図18）

そして充分に緊張を味わったらパッ！　とゆるめて、腕全体にリラックスを感じます。

図15　漸進的弛緩法
—足を伸ばす

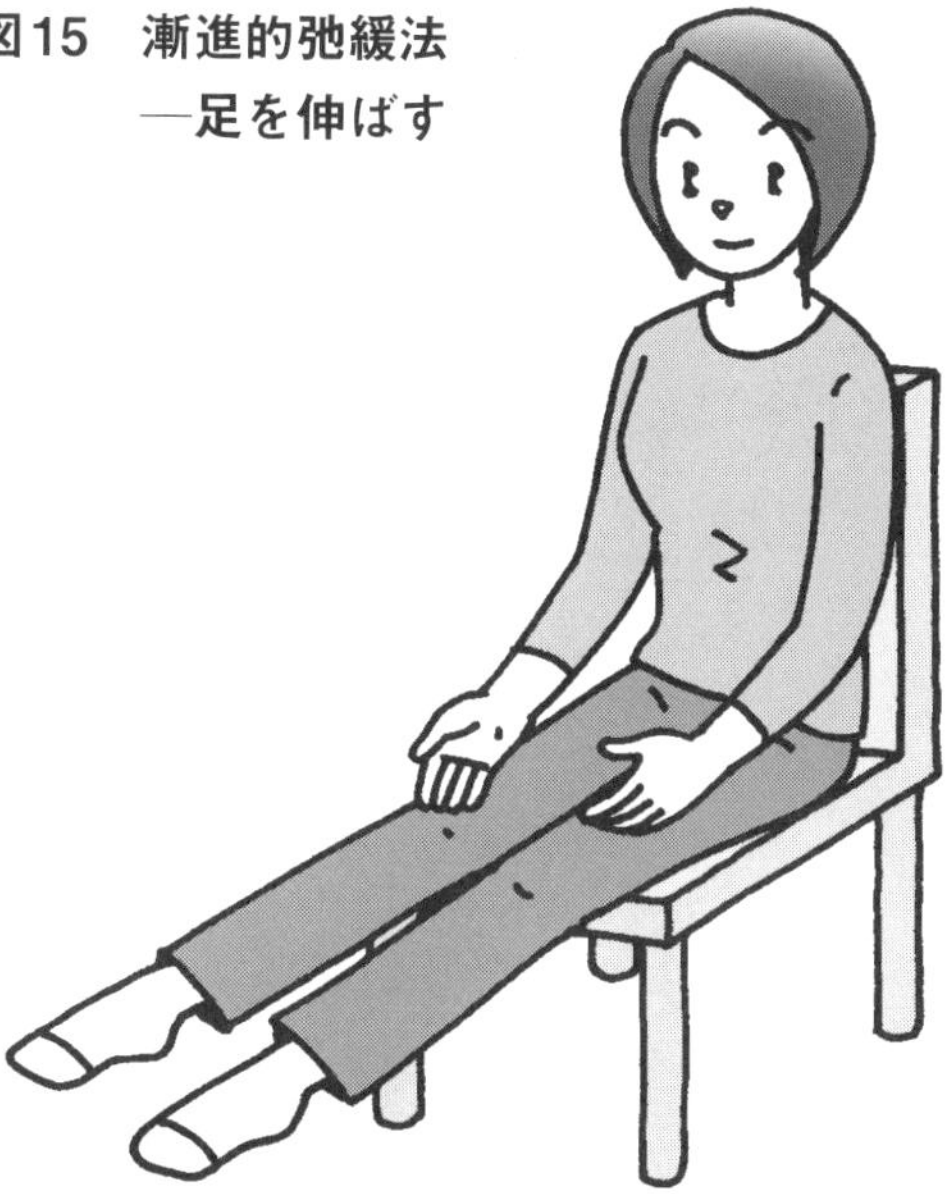

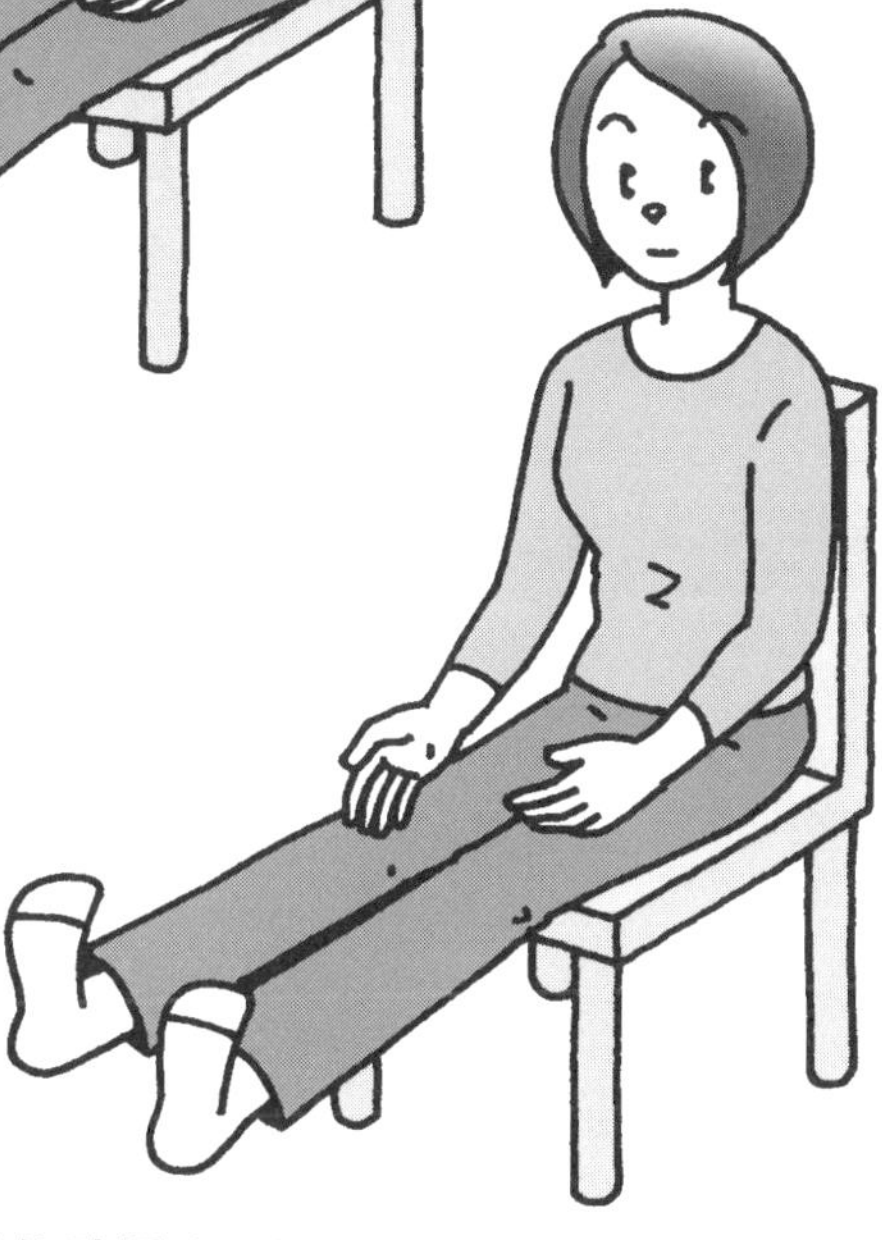

図16　漸進的弛緩法—足先を自分の顔の方に向ける

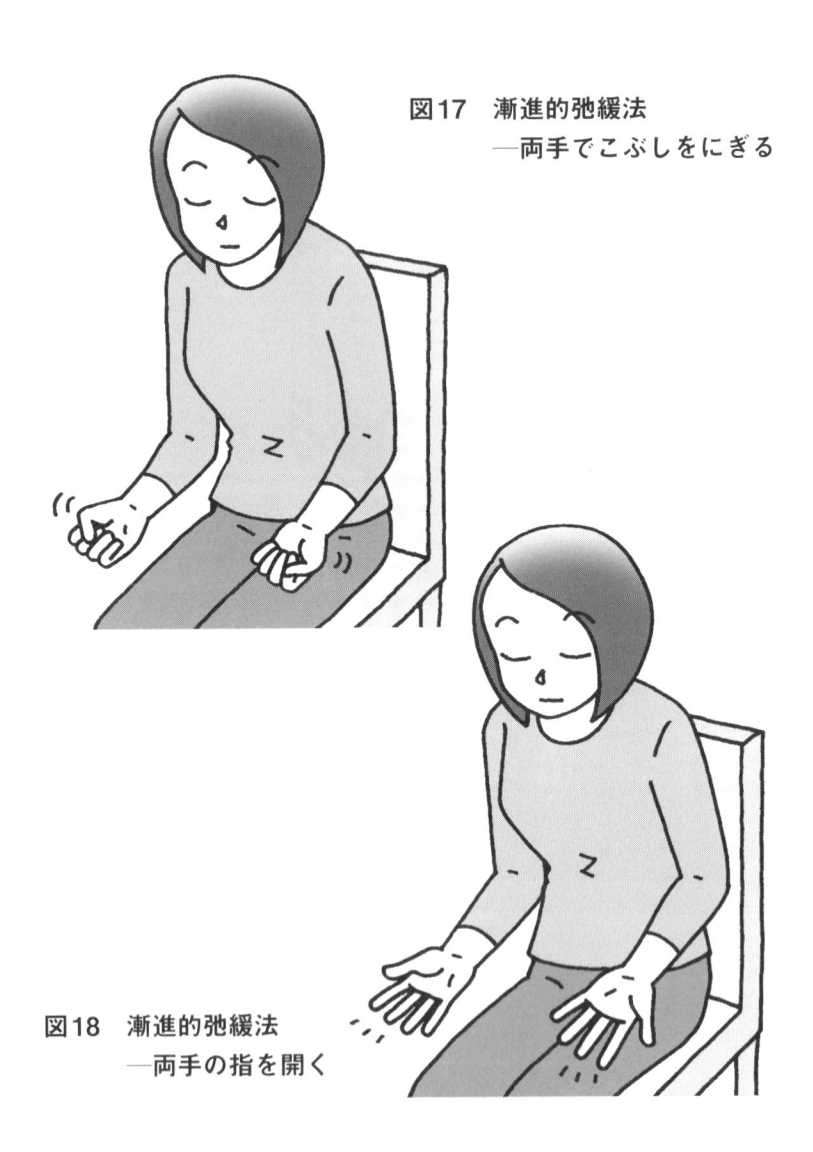

図17　漸進的弛緩法
—両手でこぶしをにぎる

図18　漸進的弛緩法
—両手の指を開く

そして今度は肩を後ろに引いて、頭を前に倒します。できるだけ頭を前に突き出すようにしてください。**(図19)**

頭を前に、肩を後ろに引いて、首に緊張を与えます。

そして首と肩に緊張を感じたまま約5秒間たったら、パッ！とゆるめて力を抜きます。

そして首と肩のリラックスを味わいます。

最後は顔の筋肉です。まず、歯をくいしばって、奥歯に力を入れるようにします。そのまま目を閉じて、まぶたにも力を入れます。力いっぱい目を閉じて、歯もくいしばって約5秒間、顔全体に力を入れます。**(図20)**

そして、パッ！とゆるめて顔の筋肉全体のリラックスを味わいます。

通常ではここまでの工程を最低2回行います。

漸進的弛緩法は毎日やれば、これだけでも心身ともに健康法として役に立つものですが、自己催眠状態を作り出すことにも優れている方法です。当然、漸進的弛緩法を行うと、身体が弛緩状態になりますから、自分は実感が無くても、必ず自律訓練法のときと同じように覚醒法を行ってください。

練習を完全に終えるときは、必ず手足の屈伸運動を2、3回行い、力を戻してから日常生活に戻るようにしてください。

ちなみに、この方法自体、画期的な自己催眠法ですが、自律訓練法の効果がなかなか出ない人は、先に漸進的弛緩法を行ってから自律訓練法の練習に取り掛かると実感できる人

図19　漸進的弛緩法
—頭を前に倒す

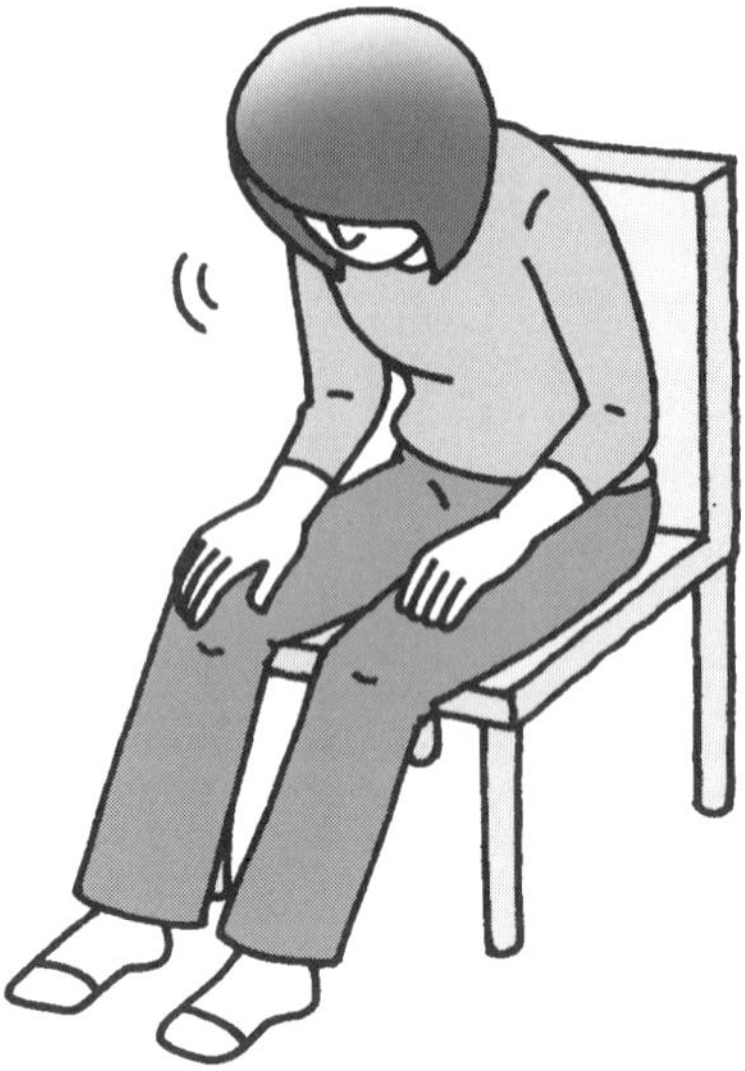

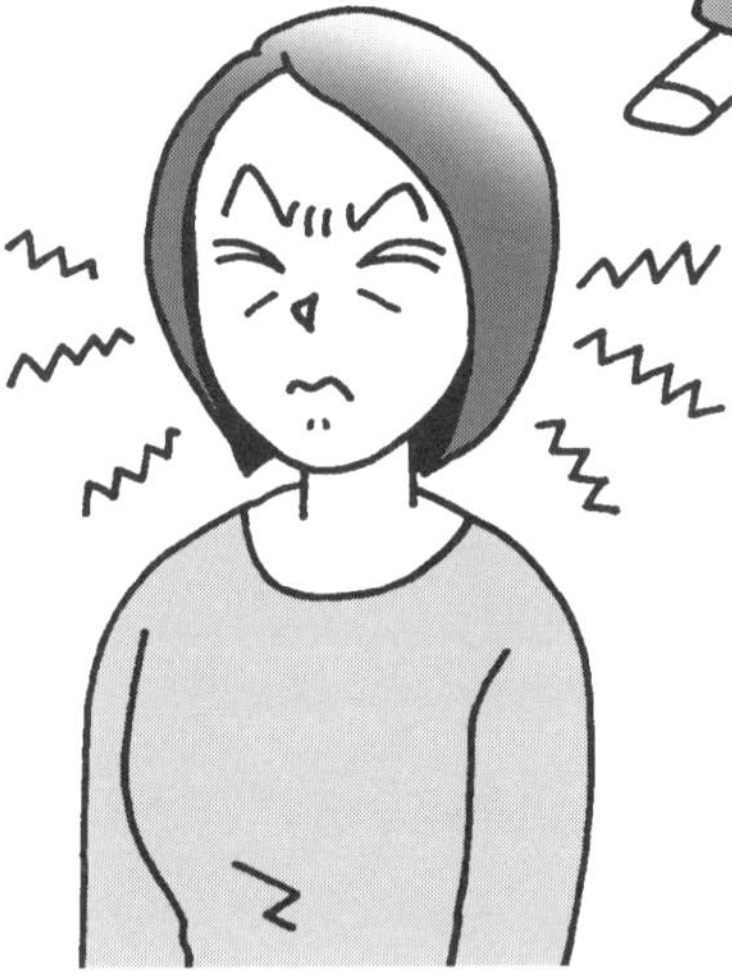

図20　漸進的弛緩法
—顔面に力を入れる

が少なくないようです。

白隠禅師の軟酥鴨卵の法

では、もうひとつ有名な自己催眠法を紹介しておきます。

自律訓練法が自己催眠健康法なら、この方法はイメージ健康法とも言える方法です。

その昔、白隠禅師《はくいんぜんじ》という偉いお坊さんは、あまりにも過激な修行を続けたために禅病という病にかかってしまいます。

症状はかなり激しく、手足は氷のように冷たくなり、挙句の果てには幻覚まで生じるような状態でした。

そのとき、山奥に住む白幽《はくゆう》という仙人から治療法を教わり、症状を完全に克服したというのですが、その方法が『軟酥《なんそ》鴨卵《おうらん》の法《ほう》』です。精神療法ではとても有名な方法ですが、自己催眠の要素を充分に満たしています。

オリジナルは、卵のような丸薬《がんやく》を頭上に乗せたイメージから始めます。

頭上に乗せた丸薬が頭の熱で溶けて、頭上から身体に入り込み、体の中を流れ込んで行くところをイメージします。

香りが良く、清い色をした丸薬が、頭から肩、腕、胸、肺、肝臓、腸、胃、背骨、尾骨、足を通って身体の悪い部分を流し出すといったものです。

ただ、軟酥の丸薬といっても、なかなかイメージできない人が多いと思いますので、少し現代風にアレンジしてみましょう。

まず、背もたれのついた椅子に腰掛けてください。そしてイメージします。

大きなタライに温かいお湯が入っていて、あなたはそのお湯の中に足首の辺りまで浸していると想像してください。脚がポカポカしてきます。

イメージできたら、今度は頭の上にソフトボールぐらいの大きさの真っ白なアイスクリームが乗っかっているところをイメージしてください。

そのアイスクリームは頭の熱で溶けて、頭上から体内に浸透していきます。このアイスクリームは体内の悪い部分をすべて溶かして一緒に体内から出て行きます。

さあ、頭から首、そして肩、腕、胸、といった順番で降りていきます。

悪い部分をすべて溶かしながら降りていくので、真っ白だったはずのアイスクリームが灰色に濁ってきました。そして溶けたアイスクリームが通過したところは、悪い部分が無くなったので光り輝いていきます

そして肺、肝臓、腸、胃、背骨、尾骨、といった具合にどんどん降りていきます。

足の付け根まで降りてくると、タライに浸けてある足の先から黒い汁が出て行きます。

どんどん出て行き、タライの中のお湯が真っ黒になります。

アイスクリームがすべて出てしまうと、あなたの身体は隅から隅まで光り輝いています。

さあ、想像上のタライから足を出して、タライの外側に足を置き、ゆっくりと深呼吸を

して目を開けましょう。

そして手足の屈伸運動を行い、充分に力を戻してから練習を終わりにします。

この方法も、力を抜けば抜くほど、雑念に邪魔されず、イメージが浮かびやすくなりますから、軟酥鴨卵の法を行う前に、自律訓練法や漸進的弛緩法を行っておくとさらに効果は増すでしょう。

画期的な自己催眠法――意識野のコントロール

まず、椅子に腰掛けて深呼吸を終えたら、壁の模様とか、ドアのノブとか、何でもかまわないので、凝視できるものを決めてください。

たとえば、それがドアのノブだったとします。

そしてあなたには、時計の音や空調の音が聞こえていたとしましょう。

この環境の中で、ドアのノブから目をそらさないようにして、次のように声を出しながら独り言のようにつぶやきます。もし、ドアのノブから目がそれたら、速やかに視線をドアノブに戻してください。

「今、私にはドアが見えている……ドアのノブも見えている……ドアの鍵穴も視界に入っている……そして家の外のざわつきが聞こえている（聞こえなくても耳をすますだけで大丈夫）……空調の音が聞こえている……時計の音も聞こえている……そして足の裏が床に密着している感覚も感じ取れている……お尻が椅子に密着している感覚も感じ取れる……椅子の背もたれに背中が密着している感覚も感じ取れている……」

このように、現状を確認するかのように、視覚的暗示を3つ、聴覚的暗示を3つ、触覚的暗示を3つずつ行います。次に、この刺激を2つずつに減らしていきます。

「ドアのノブも見えている……ドアの鍵穴が見えている……そして空調の音が聞こえている……時計の音も聞こえている……そして足の裏が床に密着している感覚が感じ取れている……お尻が椅子に密着している感覚も感じ取れている……」

さらに1つずつに減らします。

「ドアの鍵穴が見えている……時計の音も聞こえている……足の裏が床に密着している感覚が感じ取れる……」

だいたいこのぐらいで『意識狭窄状態《いしききょうさくじょうたい》』になり、意識野が狭くなるので、ドアノブの周りが暗くなってきたりすると思います。

そうなると精神の統一がうまくできているので、目を閉じてリラックスを味わってください。

この画期的な方法を考案したのは、あのミルトン・エリクソンの妻であるベティ・エリクソンです。

何が画期的かというと、意識を内側に向けて催眠状態へ導く方法は昔からありました。たとえば、光もない、風もない、音もないような部屋に入ると、どんな人でも数分で意識が内側に向いて催眠状態になります。

脳は常に刺激を求めているので、外の刺激がなくなると、自分が作り出すイメージの世界へ意識を向けていくのです。

しかし、普段の日常生活の中で、光もない、風もない、音もない環境を作るのは困難です。

そこで、外部の刺激を無くすのではなく、外部の情報をキャッチしているアンテナ、つまり、視覚、聴覚、触覚を疲労させることで、外部の刺激から切り離し、意識を内側に向けていくのですが、ベティ・エリクソンの方法は神経の疲労だけでなく、意識を向ける対象を3つずつから始め、2つずつ、そして1つずつに減らしていくことで、集中する対象を絞り、自然と意識野を狭くしていく理に叶った方法といえるのです。

いうまでもなく、この方法も練習を終えるときは、必ず声に出して「……手や足に力が戻る……体が軽くなりスッキリと目が覚める……」と言って覚醒暗示を行ってから目を開けます。そして手と足を2、3回、曲げ伸ばしして、手足の力を完全に戻してから日常生活に戻ります。

身体に影響を与える暗示の力

自己催眠を毎日練習することで、自然治癒力が活発になっている時間が多くなりますから、身も心もみるみる健康になっていきます。

つまり、自己催眠状態だけでも随分と価値があるものですが、さらにこの状態でイメージを利用すること、驚異的な回復力を呼び起こすことができます。

催眠は心の面に留まらず、身体にも影響を与えることを証明した有名な実験があります。深い催眠状態の被験者に「これは真っ赤に焼けた火箸です」と暗示して、被験者の腕に割り箸を当てます。

すると、被験者の腕は見る見るうちに水ぶくれができてしまったのです。にわかには信じがたい報告だと思いますが、心と体の相関関係を考慮すると、別に不思議な話でもありません。

ただ、ここで着目していただきたいのが、被験者の腕にできたのは、火傷ではなく、「水ぶくれ」だという部分です。

もし、火傷ができたというのなら、超常現象の記録に残ったのでしょうが、ここでできたのは水ぶくれです。

つまり、真っ赤に焼けた火箸を腕に当てられたと思い込んだ被験者の潜在意識は、全細胞に指令を出し、局部に身体の水分を集めることで焼けた火箸に対応する手段をとったのです。

冒頭の図（14ページ参照）を見ていただいてもわかると思いますが、催眠では臨場感の移動から生理反応も起こり、それが現実ではないことをわかっていても、体の細胞や反射神経は反応してしまうんですね。

レモンを食べるところを想像すると実際には食べていないことをわかっていても唾液が出てくるのと同じです。だから毎日「腕が温かくなる」と暗示して、実際に腕が温かくなってくるのも当然と言えば当然の話なんです。

さて、こういった生理反応を利用して、催眠の先進国ではアトピー性皮膚炎などの治療に役立ててとても優秀な成績を残しています。では、アトピー性皮膚炎を例に挙げてイメージの使い方を説明していきましょう。

自己催眠状態に入ったら、まず現在の状態をイメージしてください。

症状のある手足とか、鏡に映った自分の顔とかを見ているようにイメージしてください。その表情は苦悩に満ちているはずです。

そのまま現在の自分がイメージできたら、今度は症状が改善されて完治し、喜びに満ちている自分をイメージします。

自己催眠状態で改善されたイメージを浮かべると、潜在意識はそれを現実にしようと全力を尽くします。ただ、その前に現状を一度イメージしておくことで、潜在意識はそれを改善するために戦闘態勢に入ります。腕に火箸をあてられたときの反応と同じ原理ですね。そして改善されたイメージによって潜在意識にゴールを教えてやれば速やかに改善されていくというわけです。

何事も、現状を受け入れることから改善が始まるということです。

これが催眠での改善を目的としたイメージの使い方です。

ただし、日本では未だに催眠が医療として認められていません。

医療関係者の意見でも「催眠は医療に絶大な効果がある」という者が3割、「催眠は一時的なものだ」という者が3割、「催眠などただの思いすごしだ」というものが3割、「催眠などあってても無くてもいい」という無関心な者が1割。

これが日本の現状です。

残念ですが、国内で認められていない以上、医療機関で診察と共に施術を受けることができない状態です。

よって、身体面にしろ、精神面にしろ、現在、疾患を抱えている人は、人それぞれ状態が違いますし、自分でも判断できないと思いますので、必ず担当医に「自己催眠をやってみようと思うのですがいいですか？」と相談したうえで練習を行ってください。

「頭が痛いから催眠で治そう」とか「背中が痛いから催眠で痛みを取ろう」などと安易

な考えはせずに、必ず医療機関へ行って原因を明らかにしたうえで催眠を活用するようにしてください。

ただ首が痛いだけでも、もしかしたら大病の可能性もあります。早く病院へ行けば早期発見でことなく完治したものを、個人の判断で病院へ行かず、催眠の練習を繰り返していたがために、処置が遅れて手遅れになったとなると、何のために催眠の練習をしたのかわからなくなります。

必ず病状や体調不良に関しては、まず医療機関へ行って診察を受けてください。

潜在意識の中にはアイディアが溢れている

開発会社に勤めるある男性のお話です。

彼が企画部に異動してからすでに1年が経過しています。しかし、ノルマ的に企画書を提出するものの、一度も彼の企画が会議で通ったことがありません。

彼は書店で自己催眠の本を見つけ、「潜在意識の中にはアイディアの貯蔵庫があり、膨大な情報が眠っている」といった文章にくぎ付けになってしまいます。さらにそれを自己催眠によって引き出すことができることも知るのです。

彼はその日から自己催眠の練習に励み、その書籍に書いてあった自律訓練法の第2段階まで入れるようになりました。

彼が読んだ本には、「第2段階までの催眠状態に到達したら、アイディアが浮かんで喜びに満ち溢れている自分をイメージしなさい」と書いてあったそうです。

基本的にはこのようなやり方で目標を成し遂げている自分をイメージします。

すると、潜在意識はその喜びを現実にしようと全力を尽くすのです。

しかし、彼はこの方法ではなかなかうまくいかず、アイディアといえるような斬新なひらめきは出てきませんでした。

本人は「自己催眠状態がまだ浅いのだろうか?」と思案し、私の所に問い合わせをしてきたのですが、私は彼に少し違ったアイディアの引き出し方をアドバイスしました。

それは、自己催眠に入った状態で、アイディアを引き出す操作をするのではなく、自己催眠状態に入る前に、一度一生懸命にアイディアを考えるのです。

考えて、考えて、どうやってもアイディアが出てこないと確信するまで考えます。

そしてそのあとで自己催眠状態に入ります。

彼はこの方法で自己催眠状態に入るだけでアイディアがどんどん出てくるようになりました。

催眠状態がまだ不十分な場合は、どうしても意識が少し働いてしまいます。そうなると、アイディアを待つというよりは、意識も一緒になって搾り出そうとするわけです。

そこで、潜在意識の性質を考慮して、残像ならぬ名残《なごり》を作るのです。

潜在意識が一度悩んだことは、それを消化するまでに相当の時間がかかります。意識が悩むのをやめても、潜在意識はしばらく悩み続けるのです。

だから意識が完全に諦めるまで考えて、その考えをわざと残すようにします。この状態で全身から完全に力を抜いてしまうと、ひらめきやアイディアが浮かんでくるようになります。

彼は今や、斬新な企画を出すどころか、彼の企画には抜け目が無いとまで言われています。

無意識の中には、意識ではとても考えつかないようなことがたくさん詰まっているんですね。

ただし、催眠といっても魔法ではありません。

催眠にできるのは、その人の中にある能力を引き出すことだけです。

英語の知識も話す能力もない人が自己催眠を練習して、毎日英語をぺらぺら話している自分をイメージしても、当然、英語が話せるようになるわけもなく、スポーツにしてもそうです。どんなに鮮明にイメージを浮かべても、自分が持っている能力以上のものは出てこないのです。

しかし、能力さえ存在していれば、催眠はその能力をいとも簡単に引き出してきます。

アトピー性皮膚炎を治す能力はあるのに、何かしらの原因でその能力が滞っているような場合は催眠性のイメージを使うことで劇的な改善をします。

でも逆に、ステロイドホルモンの分泌をはじめ、アトピー性皮膚炎を治す能力が存在していないのなら、催眠はまったく役に立ちません。

治癒のための能力が存在しない場合は医療機関での治療が必要ですから、催眠を魔法のように過大評価せずに、速やかに病院での治療を受けるようにしてください。

第5章

催眠療法の実際

催眠の暗示だけでは根本的な解決はできない

私がある企業に衛生管理者として在籍していたときの話です。

本業がセラピストということもあり、衛生管理者と兼務で労働者の心のケアも任されていたことがあります。

勤務からちょうど1年が過ぎたころ、総務課から「来期から親会社のほうのカウンセリングもお願いします」と依頼され、ついては「厚生労働省が定める研修を受けてきて欲しい」と申し出がありました。

代表者がひとり受講すればいいというので、私が受けに行くことになったのですが、この研修の中で私はとても驚いたことがあります。

まずひとつ目は、3日間の研修のうち、2日間が催眠の話だったことです。1日目は催眠療法の話で、2日目が自己催眠の話でした。

私が催眠を始めた頃は、人に催眠の話をすると、怪訝《けげん》そうな顔をされることが多く、内心、「催眠もここまで認知されるようになったんだな……」といった驚きというか、感心めいた気持ちになったのを覚えています。

しかし、本当に驚いたのは研修の内容のほうで、催眠療法の話がほとんど事実とは異なっていたのです。

講義をしたのは有名大学の准教授でしたが、氏は「催眠療法はクライアントの潜在意識に暗示を入れて問題を解決するものだ」と説明しました。

しかし、実際の催眠療法は暗示療法とは違います。

催眠は潜在意識にダイレクトに働きかけることから、催眠の暗示を使えば、その人の根源を変えることができて、悩み事など即座に解決してしまうと思われがちです。ときには性格まで変えてしまうものだと一部の専門家までもが信じています。

しかし、第1章で説明したとおり、催眠は、脳の働きを他人に操作されるような無防備な状態ではありません。自分にとって良い暗示も悪い暗示も客観的に捉えている状態なのです。

ある日、17歳の少年が「自分が考えた暗示を入れて欲しい」と言って、私の研究所にやってきました。

彼は東京大学をめざしていて、日夜、勉強に勤しんでいたのですが、彼は勉強机の前に座るといつもお腹が痛くなるという悩みを抱えていたのです。

私が「病院へは行きましたか？」と聞くと「はい、この前、親に内緒で行ってきました。いろいろ検査しても身体的にはどこも異常がありませんでした」と言います。

「また何で親に内緒なんですか？」と聞くと「両親には心配かけたくないから」と言う。

彼はいつも左手でお腹を抱えた前かがみの姿勢で勉強しているといって、そのポーズを私に見せながら随分と辛そうにしていました。

彼の希望する暗示は「受験勉強をしてもお腹が痛くならない」というものです。

こういったクライアントに「催眠暗示は改善に対して役に立たない」と言っても、多くの場合、聞き入れてもらえません。

いくら潜在意識の性質を説明したところで一度暗示を入れてあげないと納得しないことがほとんどです。

クライアントは瞬時に悩みを解決したくて催眠療法を選びます。催眠療法士が暗示さえかけてくれたら、たちまち悩みは無くなると信じています。

彼の場合も何を言っても無駄でした。

仕方ないので私はできるだけ深い催眠に導いて、彼の希望する暗示を入れたのですが、翌日、彼からこんな連絡がありました。

「先生！　ありがとうございます！　勉強中、全然痛くなかったです！　見事に治ってます！」

でもこの結果を催眠療法士として喜ぶわけにはいきません。

催眠暗示で一時的に治ったかのように見えるクライアントは確かにいますが、そういったクライアントは、不用意な他人の言葉でまたすぐ病気になってしまいます。こんなものを治ったとは言いませんよね。

我々は彼の主体性の未熟な部分を心配しているのです。

案の定、彼は三週間もたたないうちに、友達に「お前、なんか変な臭いがするぞ」と言われたらしく、それから自分の臭いが気になりだして何をやっていても臭いのことばかり考えるようになってしまいます。悩み続けた彼は、治っていたはずの腹痛までもが再発してしまうのです。

そして、彼はまた私の所にやって来て「臭いが気にならない」という暗示と、また「受験勉強をしてもお腹が痛くならない」という暗示を入れて欲しいと言うのですが、さすがに今度は「改善のためには暗示療法は無意味であり、必要なのはプレッシャーに弱い自分を受け入れることから始めて、徐々に主体性を育てていくことだ」と説明しました。

ときに催眠の世界でも、権威のある人が恐怖症について語るとき、「一瞬でなった恐怖症なのだから一瞬で治らないはずがない」と、一見もっともらしい理屈を言う人がいます。でも、心の傷は体の傷と同じです。傷つくときは一瞬でも治るまでにはある程度の時間がかかります。

たとえば、足の骨を骨折したときなども、怪我をするのは一瞬でも、治るまでにはそれなりの時間がかかるはずです。心も同じです。勝手な思い込みで自分を縛り付けているときは別として、本当にダメージを受けた心はどんな手を使っても一瞬では治りません。暗示療法といえば、ひどい所になると症状別に分けて暗示文を作成している施設もあります。もっとひどい所になると、その暗示文を録音したテープやCDをクライアントに聞かせるだけの施設もあります。

ただ、その研究所に通っていて治ったという人も私は知っています。35歳の主婦なんですが、私も興味があったので色々と聞いてみました。

これが彼女の意見です。


「私は初めて行ったときからあの先生に治してもらおうなんて思っていませんでした。最初にCD聞いたとき『これが治療？』って思ったけど、待合室に私と同じ症状を持った人が何人かいたので、いつも待合室でのほかの方とのお話が私には楽しみでした。『私だけじゃない』って安心感は気持ちが楽になりましたからね。カウンセリング・ルームに入ってヘッドフォンを着けてるときは苦痛でしたけど（笑）、長くかかったけどいちおう治りました（笑）」

催眠術ショーの健忘暗示と催眠療法の健忘暗示

先ほどの私が受けた研修の話に戻りますが、講師は「催眠療法はクライアントの潜在意識に暗示を入れて問題を解決するものだ」と説明したあと、さらに「クライアントに暗示を入れたら、その暗示は全て忘れさせます。覚えていると厄介なことになりますからね……」と言いました。

ちなみにこの講師、2時限目には「催眠で記憶は消せないのでトラウマを持ったクライアントには催眠以外の手法で接します」と言う。何か矛盾しているような気もしますが、確かに後催眠暗示を与えたあと、その暗示を被験者が覚えているようだとうまく作用しません。

たとえば、催眠術ショーで、「あなたはサルになります」と後催眠暗示を試みた場合、暗示を与えている最中、被験者が「プッ」と笑うようでは、その暗示に反応するだけの深さに達していないのです。

うまく作用する場合、被験者からすると「何かを言われたことは覚えているが、何を言われたかは覚えていない」といった状態です。そこで、催眠の深さが後催眠暗示に反応するかどうかの微妙なときには、後催眠暗示のあと、「あなたが目を覚ますと、この暗示を与えられたことを忘れています」と健忘暗示を与えることもあります。

しかし、問題なのは、このように催眠術ショーなどで行っている健忘暗示が、はたして催眠療法のときにも同じような作用の仕方をするのかということです。

これまで何度も言ってきたように、たとえ催眠にかかっているときでも、その状況によって心は複雑な動きをしています。

つまり、催眠術ショーの場合、催眠にかかっている人の潜在意識は、催眠術師の面子も守ろうするので、催眠術師が健忘暗示を与えると、公衆の面前ということもあり、潜在意識は思い出す能力を一時的に抑えつけることで暗示を成立させます。

しかし、催眠療法の場合は、大衆からセラピストの面子を守る必要がありません。したがって、健忘暗示を成功させる力動源はセラピストとの信頼関係のみになってしまいます。

誘導の過程で催眠深度を確認するときに時折使われる「自分の名前を忘れる」とか「7が思い出せない」などという暗示のように、治療に意味を成さない暗示は容易に反応したとしても、いざメインの治療暗示となると、クライアントはその部分に時間とお金を使っているのでセラピストの面子はほとんど考慮せずシビアな反応をします。

たとえて説明するなら、あなたのお家の近所にラーメン屋がオープンしたとします。

看板を見るととても美味しそうなので一度来店してみると、元気の良い亭主が「今、美味しいの作るからちょっと待っててね！」と張り切っています。

ラーメンができるまでの間、亭主が面白くない冗談を言っていたとしても、たいてい笑ってあげるでしょう。

しかし、主役のラーメンが出てきて、食べてみたら思いのほかマズかったとします。「このラーメン、マズイよ！」と言える人がどれだけいるでしょうか？

あなたの「美味しかったです」という言葉を満面の笑みで待ち構えている亭主に、あなたは「マズイ」と言えるでしょうか？

きっとその場だけでも「美味しかったです」と言ってあげるのではないでしょうか？

こういった場合、人は「もう二度と来ない」と決めると、自分が憎まれない言葉を残して去っていくものです。

暗示療法をメインとする催眠療法もこれと同じです。

誘導の途中は一生懸命に協力しても、肝心の治療暗示を与えられたとき、そしてそれを「忘れる」などと暗示を入れられても記憶にあるとき、そこの先生に見切りをつけたうえで「先生のお陰で良くなりました」と言葉を残し、他の治療所へ行くのです。

ちなみに、この准教授は「私の解決率は95％です」と言いました。

でも、氏は本当に治って卒業して行ったクライアントも、「こんな方法では治らない」と見切りを付けて「ありがとうございました」と言って帰って行ったクライアントもすべて自分の成績にしています。

催眠療法を受けに来るクライアントのほとんどが、治りたい一心でセラピストに気を使います。頑張ってコミュニケーションをとり、セラピストに好かれようとするのです。だから「催眠にかかっていません」とか「こんな方法で本当に治るんですか？」などと言いにくいものなんです。そもそも人に言いたいことを遠慮せずに言える人はたやすく心の病気になったりはしません。

この研修に参加するには受講資格が必要で、看護師として勤続年数を重ねた方や、企業の中で勤労者の健康を管理してきた方しか受講できない、いわばプロの集まりだったのです。

催眠は心理学の一分野といっても、それ自体は専門技術ですから、厚生労働省はこの研修の内容まで目が届かないにしても、プロの集団に偽りの催眠療法を教えていることに、私は驚きと挫折感をおぼえました。

私が催眠療法士として仕事を始めたのは今から20年以上前のことですが、開業するにあたり、事前にいくつか調べておかなければいけないことがありました。

そのひとつが、暗示療法によって完治などしていないのに、「先生のお陰で大変良くなりました」と言って去っていくクライアントがどれぐらいいるのかということだったのです。そして、私はこの調査を7年間つづけました。

催眠療法を受けたが治らなかった方のいきさつや、本当に治った方がどのような過程を通過したのか、インターネットを利用したり、直接面接をしたり、ときには私自身がクライアントになり、いくつもの施設や研究所を訪ねたこともあります。

その結果、実に8割以上ものクライアントが、少しも治っていないのに催眠療法士にクレームも付けずに泣き寝入りしていたのです。

この結果は、カウンセリング・ルームでクライアントに暗示を与えているだけの催眠療法士には一生見えてこないものだと思います。

それから、私のイベントを見たことのある人が混乱を招くといけないので、少し補足しておきます。

私もイベントなどでショー的な催眠をやるときがあり、たとえば、催眠状態の被験者から、部屋のカーテンの色とか、カーペットの色などを聞き出しておいて、「目が覚めると私に聞かれたことを忘れています」と暗示して催眠を解き、部屋のカーテンの色やカーペットの色を当てて驚かし、この驚きの表情で観客を盛り上げたりすることがあります。ただ、ここで与えている健忘暗示は、観ている観客へのパフォーマンスであって、本来は「目が覚めると私に聞かれたことを忘れています」という暗示は必要ありません。

催眠の感覚操作では麻酔なしの手術も可能

それでは、実際の催眠療法が暗示療法などやっていないということをしっかりと把握していただいたうえで、催眠療法の効果的な部分と否定的な部分を解説していきたいと思います。

1988年3月1日、ソ連全土に衝撃的な映像が流れました。子宮がんを患った女性が手術を行うところが生中継されたのです。

しかし、衝撃的なのはそれだけではなく、手術を受けている患者は、全身麻酔はおろか、局部麻酔も施していません。患者は極度の麻酔アレルギーであるため、麻酔が使えなかったのです。

通常なら麻酔を使わずに子宮がんの手術などできるはずがない。

しかし、患者は腹部をメスで切られた状態にも関わらず、微笑を浮かべながら会話をしているのです。

こんな無謀な試みをやってのけたのはロシアのアナトリー・カシピロフスキーです。

カシピロフスキーは遠く離れた場所からモニターを通じて女性患者の精神を誘導しました。

患者はモニターの向こうにいるカシピロフスキーと会話をしながら約30分間の手術を終えます。

これは痛みのコントロール（ペイン・コントロール）で、催眠でも感覚支配の深度まで到達していれば可能になります。

また、欧米では、催眠状態に入った被験者の脳波を分析し、がん患者に脳波のモニターを見させながら催眠状態の脳波に近づけていき、ペイン・コントロールの指導をしている病院もあります。

しかし、残念ながら今の日本では催眠を医療に使うことは認められておらず、医療に活用するためには、医師と協力して行うか、医師が催眠を習得するしかありません。

それから、ペイン・コントロールに関しては、ただ単に催眠の感覚支配で痛みがコントロールできるからといって、安易に痛みを操作していると、病気の早期発見が遅れてしまい、取り返しのつかないことになる恐れもあります。

痛みは身体の不具合を教えてくれる重要な信号でもありますから、一般の方が催眠のかけ方を覚えたからといって、安易に行うものではありません。

たかが催眠のパフォーマンスですが、身体に疾患を抱えた人を相手にする場合、必ず医師と相談して行ってください。

事件解決の糸口にもなる――逆行催眠

一度刻み込まれた記憶は消し去ることができません。しかし、記憶の奥底に仕舞い込まれた記憶を再起させることは可能です。

過去の記憶にアクセスするものとしては、催眠は桁外れの働きをします。ときには事件解決の糸口になることだってあります。

交通事故の目撃者など、「逃走車両のナンバーを見た記憶があるのだが、具体的に思い出せない」といった場合、催眠状態で当時の場面を再生することによって、はっきりとナンバープレートの番号を思い出すことがあります。これを『逆行催眠』というのですが、全米などでは凶悪事件の目撃者から情報を得て、モンタージュを作成するときにも催眠が使われることがあります。

実際に、私も逆行催眠の依頼は何度か受けたことがあります。

これは、ある女性からの電話で「思い出したいことがあるので、私に催眠術をかけてください」という依頼でした。

彼女はドキュメンタリーのテレビ番組を観て、催眠は忘れている記憶を復活させることができることを知ったらしいのですが、彼女が逆行催眠を希望することになったいきさつは次のような理由からです。

この依頼の1週間ほど前に、彼女は長年付き合っている彼と都内某所のビルのテナントに入っている居酒屋でお酒を飲んでいました。楽しい時間を過ごしたあと、会計を済ませてエレベーターに乗り込むと、紺色の作業着を着た男性二人がエレベーターに同乗してきたそうです。

彼女がふと気が付いて顔を上げると、彼氏と作業着を着た男性二人がにらみ合いをしていました。一触即発の状態で、エレベーターが1階に着くと、いきなり口論が始まり、そのまま男性二人に服をつかまれた彼氏は、道路の真ん中まで引きずり出されたそうです。普段は優しい彼なんだけど、彼女の前ということもあり、ひくに引けなかったんだと思います。二人がかりで殴られた彼は、全治3週間の大怪我を負ってしまいます。

道路の真ん中で土下座をして謝ると、男性二人は殴るのをやめて去っていったそうです。彼はこの事件の後、誰とも口をきかなくなり、引きこもってしまいます。

彼に何かしてあげたいと思った彼女は、警察へ行き、「彼を殴った男性二人を探し出して欲しい」と訴えるのですが、具体的な手がかりが無く、彼女は暴力を振るった男性二人の、作業着に、『㈱〇〇〇運輸倉庫』と書いてあったことを主張するのですが、どうしてもフルネームで思い出せません。

そこで、前に観たテレビ番組の催眠を思い出し、警察に「エレベーターに乗ってから、男性二人が逃げていくまでの間に、確かに見たんですが、どうしても思い出せないので、催眠の専門家を呼んでください」と頼んだそうです。しかし、「日本では、まだ催眠を使った捜査はやっていないから、催眠を使うんだったら自費でやってください」と言われたので、私の所に連絡してきたということです。

　私は彼女から事件の全貌を聞いたところで、催眠に誘導し、逆行催眠を施しました。


「あなたの目の前に時計があります……どんな時計か話してください……」

「丸くて白い……大きな時計……壁にかかってる……」

「その時計の針は何時を指していますか？」

「4時15分……」

「私が3つ数えると、時計の針が逆回りを始めます……時計の針が逆回りを始めると、実際にあなたの時間が逆戻りします……3……2……1！　ハイッ！　時計が逆回りを始めました……どんどんスピードが上がる……針がものすごい速さで回っています……それに連れてあなたの時間も過去へ返っていきます……さあ、事件のあった日です……あなたは何をしていますか……？」

「お酒を飲んでる……」

「誰と飲んでいますか？」

「彼……」

「……そろそろ帰る時間になってきました……会計を済ませてエレベーターに向かいます……彼とエレベーターに乗りました……誰か他の人が乗って来ましたか……？」

「はい……男の人が二人……にらみ合ってる……」

「さあ、エレベーターは1階で止まり、扉が開きます……誰が最初に降りましたか？」

ここで彼女は返事を返してこなくなります。2、3質問をしたのですが、やはり返事は返ってきませんでした。

そしてしばらくして、今までの彼女の口調と若干違った、しっかりとした声で「思い出しました」と言うのです。


「今、声に出して言えますか？」

「はい、○○○運輸倉庫……」


私はメモを取り、彼女の記憶を現在に戻して催眠を解きました。

彼女は「これで、彼が立ち直ってくれればいいのですが……」と言いながら、その足で警察に行き、催眠中に彼女が言った会社名によって、犯行を行った二人が特定できたそうです。

でも、問題の彼のほうが「あの日のことにはもう触れないでくれ！」と言って、被害届を出さないようにと強く主張したらしく、男性二人を告発することはできませんでした。

結局この件は解決もせず、彼が立ち直るきっかけにもならず、催眠は役に立たなかったのですが、催眠が過去の記憶を再起させるために有効なアイテムだということはおわかりいただけたと思います。

変形したトラウマの意識化――年齢退行

ある主婦は、ときどき訪れる呼吸困難に悩まされていました。それはいつ来るか予想もつかず、強いて言うなら食事の後の洗い物の最中が多いというのですが、それも定かではありません。

最初に症状が出たときに、内科へ診断に行きますが、そこでは原因がわからず心療内科に通院することになります。しかし、一向に良くならないことと、担当の医師と相性があまり合わなかったという理由で通院を3カ月でやめてしまうのです。

しばらく様子をみていたのですが、少しずつ悪化しているように思えたので、友人から勧められた催眠療法を受けてみることにしたということです。

このクライアントには年齢退行という催眠分析を施しました。トラウマ（本人が覚えていない心の傷）を確認するためです。

たとえば、5歳の少女が父親にレイプされたとします。こんな恐ろしい出来事は5歳の子供の心では耐えられません。まともに受け入れると心が破壊されてしまいます。そこで、潜在意識はそのときの感情を心の深い部分に押し込み、意識に上って来ないようにします。

つまり、意識では無かったことになってしまうのです。

心を守るという面では、これでいいのかも知れませんが、事はこれで終わりません。幼い心が耐えられなかった感情は、潜在意識が一時的に預かっているだけで、いつか必ず返してきます。

たとえばその人が30歳になって、潜在意識が「そろそろ乗り越える力がついてきただろう」と思うと、預かっていた出来事を返してきます。

しかし、その時の記憶がそのまま蘇るのではなく、その出来事にまつわる断片的な事柄と、断片的な感情だけを返してくるのです。断片的であるがゆえに、理由のわからない呼吸困難、身体の麻痺、恐怖症といった症状が先に現れ、辛い思いをすることになります。

ちなみに、トラウマが症状を引き起こすクライアントのことを『心的外傷後ストレス障害』(PTSD = Post Traumatic Stress Disorder) といいます。さらに、精神分析では記憶と感情の分離された状態を『解離』(自我防衛機制) といいます。

原因を意識化することで乗り越えるクライアントもいれば、乗り越えると同時に原因を思い出すクライアントもいます。ただ、意識化することで、加速的に乗り越えられることは確かです。

そこで、催眠特有の精神分析、『年齢退行』が力を発揮するのです。

クライアントを催眠へ導入したら、徐々に深化させていき、深い状態へ導いたら次のように年齢を退行させていきます。

「……私があなたの年齢を逆に数えていきます……その年齢につれて、あなたの記憶も過去へと返っていきます……29歳……28歳……27歳……あなたは今27歳です……何をしていますか……？」

このような要領で、そのときの状況をできるだけ詳しく聞き出していきます。

ただし、心の病気を引き起こすだけのトラウマが存在していた場合、その年齢に近づくと退行がストップしてしまうことがよくあります。それ以上、退行しなくなるんですね。これも心を守るための防衛本能のなせる業なのですが、先ほどの主婦の場合も6歳ごろから退行しなくなります。その後3回の施術を施すまでトラウマは浮上しませんでした。

やがて6歳以降の退行が可能になると、トラウマの原因と思われる出来事が明らかになります。彼女は子供の頃に母方の祖母の家で井戸に転落した経験があったのです。

「……さあ、6歳です……あなたは何をしていますか……？」

彼女は苦しそうにかすれた声で息をし始め、「顔がいたい……逆さまになってる……助けて……」と言い出しました。

井戸の周りでは絶対に遊ばないようにと言われていたのに、彼女はビー玉を井戸に落として遊んでいたらしく、足を滑らせて井戸の中に転落してしまったのです。そのとき家の中には祖母しかおらず、年老いた体で彼女を助け出したらしいのですが、井戸から上がると、途端に祖母は何度も何度も彼女を殴って強く叱ったそうです。

この出来事は、彼女にとって耐え難いものであり、潜在意識は記憶の奥底に沈めてしまったというわけです。

さて、年齢退行については、注意しておかなければならないことがいくつかあるので、説明していきます。

まずは『除反応《じょはんのう》』についての注意です。

年齢退行の施術中、クライアントがトラウマに接触すると、恐怖のあまり取り乱すことがあります。これを除反応といい、慣れていない催眠療法士では手に負えないことがあります。

しかし、除反応を出さなければクライアントは改善されていきません。ツケはいつか返さなければならない試練なのか、除反応を出してしまわないと改善は望めないのです。

実際には、トラウマが意識化したから治るのではなく、トラウマが意識化したことによって除反応が出るからクライアントは乗り越えてしまうのです。

かといって、むやみやたらに除反応を出せばいいのかというと、そうではなく、除反応によって、クライアントの心は強烈なダメージを受けるので、手加減を間違えると、クライアントは相当辛い思いをします。

下手な催眠療法士が年齢退行をやると、2、3日寝込むクライアントもいるぐらいです。また、覚醒の際には、必ず除反応をリセットしてから催眠を解除しないと、除反応の真っ最中に覚醒させてしまったら、覚醒後も除反応と連結した状態がしばらくつづいてしまいます。

だから、必ず催眠を解く前に、退行させた年齢を元に戻すか、「3つ数えたら深く眠りましょう……3……2……1！　ハイッ、深く眠って……深く眠って……」と暗示して一度深い催眠に導き、心を安定させたあとで改めて覚醒させてください。

トラウマとまではいかなくても、過去の乗り越えていない出来事に遭遇したときは、誘導者には気がつかない程度のものでもクライアントは徐反応を受けています。

たとえば、欲しかったオモチャを親に買って貰えなかった出来事ですら、退行を戻さず、そのまま催眠を解いたら、徐反応を抱えたまま覚醒してくるクライアントもいるのです。だから心のリセットはどんな場合でも無条件に行ってください。

さて、先ほどの女性は、トラウマが意識化したことで、辛い過去の出来事を大人の心で受け止めることができました。過去の出来事を大人の心で再認識することによって、当時の恐怖は軽減されるといった働きがあります。

このように、年齢退行は精神療法の一環として優れたアイテムといえます。

しかし、実際にはいくつもの落とし穴があり、この事実をわきまえた上で施術しないと、素晴らしい技法も、かえってトラブルを引き起こすことになってしまうのです。

年齢退行の不合理な点と危険性

1989年アメリカ・カリフォルニア州サンフランシスコで、29歳の娘が、実の父親を「20年前に殺人を犯した犯人だ」と言って、訴えを始めました。

娘の名はアイリーン・フランクリンといい、突然20年前の記憶が蘇ったという。アイリーンは友人であったスーザンが、父によってレイプされた挙句、大きな石で頭を割られ、撲殺されたと供述を始めたのです。

この事件自体は1969年に、実際に起きた事件であり、当時は目撃者も遺留品もなく、迷宮入りしていた謎の事件でした。

アイリーンの父であるジョージ・フランクリンは、娘の証言によって逮捕され、1990年11月3日に一級殺人の有罪判決を受けてしまいます。この判決に不服を抱いた父ジョージの弁護側は、ワシントン大学の認知心理学者エリザベス・ロフタス教授に「20年前の記憶に関する証言がどこまで有効なのか?」と調査を依頼しました。

ロフタス教授は、事件当時の新聞記事と、アイリーンの供述を照らし合わせ、20年前の記憶にしてはあまりにも詳細なことや、目撃者だから知っているといった供述はひとつも無く、すべてが新聞に掲載された情報であることに、もしかしたら「偽りの記憶」ではないかと疑問を抱くのです。

そこで、アイリーンが20年前の記憶を思い出すきっかけは何だったのか確認を取ると、なんと、アイリーンは催眠療法を受けていて、年齢退行を受けている最中に思い出したことが判明したのです。

ロフタス教授は「催眠療法は優れた精神治療法ですが、施術前のセラピストとのやり取りや、クライアントの思い込みが、偽りの記憶を作り出す可能性がある」と主張します。

偽りの記憶に関しては、ロフタス教授の『ショッピングモールでの迷子』という有名な実験があります。

この実験は、あらかじめ実験者の家族から、実験者が子供の頃、実際に起こったエピソードを3つ挙げてもらい、そのエピソードに偽りのエピソードを付けたした、4つのエピソードについて、実験者と面談を行います。

その偽のエピソードは、実験者が5歳の頃に、ショッピングモールで迷子になり、泣いているところを老人に保護されたというものです。

この4つのエピソードについて話し合ったあと、実験者には思い出したことを毎日、日記に書くようにと命じます。

すると実験開始から数週間後、実験者の中から「オモチャを見ていて迷子になった」とか「あの時は本当に恐かった」などと、実際には無かったエピソードにも関わらず、記憶が増殖していく人が現われたのです。

保護してくれた老人については「赤いシャツを着ていた」とか「メガネを掛けていた」

などと、いわゆる記憶のねつ造が始まったのです。

もちろん、参加した実験者には、迷子になった経験がないことを事前に調べたうえでの実験なのですが、驚くことに、全体の3分の1の人が無かったエピソードを実際にあったものとして記録していたのです。

サンフランシスコでの事件も、ジョーンが犯人である物的証拠は何も無く、1995年4月4日に有罪判決が一転して無罪判決になっています。

確かに、1962年のサンフランシスコのケーブルカー事件、1969年のボストン通り魔事件、1977年のチョチーラ・バス事件など、催眠によって解決した事件も数多くありますが、アメリカでは1992年以後、「催眠状態で回復した記憶による証言に関して、法廷ではまったく力を持たない」ことを25の州が決定しています。

年齢進行で願望は達成できるのか

年齢退行は記憶をさかのぼる技法でしたが、逆に年齢を先に進める年齢退行ならぬ『年齢進行』というのもあります。

一時「催眠を使った成功法」として流行したこともあります。

まず、催眠を開始する前に、クライアントから願望を聞き出しておくのですが、たとえば、クライアントの将来の夢が年収1億円の実業家だったとします。

「私が3つ数えたら、あなたは願望を達成している未来の自分になります……3……2……1……さあ、あなたは今何をしていますか？」

「社長の仕事をしている……」

「年収はいくらでしょうか……？」

「1億円……」

「では、どんな方法で成功したのか、具体的に現在の自分へメッセージを送ってあげてください……」


こんな感じで次々と質問をしていきます。

要するに、願望を成し遂げている将来の自分から、現在の自分に対し、願望を叶えるための具体的な方法を聞き出すというわけです。

一見、画期的な成功法のように思いますが、催眠はスピリチュアルではありません。科学です。

過去の経験はその人の中にあっても、未来の経験はありませんよね。

しかし、誘導者が答えを期待して待っていることを被験者はわかっているので、催眠関係を守るために被験者の無意識は何らかの答えを返します。でもその経験はない……。

そう、そこで用いられる能力は「想像力」です。

私が23歳の男性に年齢進行をしたときも、「30歳でITの会社を立ち上げて年収が1億になったというのだが、具体的にどんな方法で成功したのか?」と聞くと「迷ったときは自分を信じろ」とか「先輩からのアドバイスを素直に聞け」などと、雲をつかむような精神論ばかりで、「どこへ行って何をすればいいのか」と聞いても、あいまいな返答やありえない話しか出てきません。

言うまでもなく、彼はすでに35歳になっていますが当時と変わらず車の修理工に勤めています。

本当はとても危険な催眠での前世療法

年齢退行は、クライアントの改善に向けて、ときにドラマチックなほどの力を発揮することがあります。しかし、その分、クライアントの心の負担、そして記憶のねつ造なども考慮したうえで、催眠療法士は対応をしなくてはいけません。

特に『前世療法』を行うセラピストは気をつけておいてください。

年齢退行を使って、クライアントの精神分析をしようとしたが、原因が見つからない。そこで、年齢を0歳まで退行させたあと、「あなたは生まれる前の前世に戻ります」と暗示して前世療法を行うセラピストがよくいます。しかし、催眠の延長で行う前世療法はとても危険です。

欧米のほうでは、催眠を使った前世療法がとても盛んで、ある少年に催眠を施し、前世まで退行させたら、突然エジプト語を話し始めたという。しかし、その少年はエジプト語など知るはずもなく、両親を含め家族は誰もエジプト語には一切かかわっていない。

このようなエピソードが前世療法を盛り上げているのですが、よく調べてみると、近所に住む青年がエジプト語を勉強していて、少年はこの青年によく遊んでもらっていたというのです。

それでも、エピソードをおもしろくしようとする人間の習性か、最後の「近所に住む青年がエジプト語を勉強していた」というくだりを省いて人に伝えることがよくあります。

前世が本当に存在するのかどうかは私の知るところではありませんが、催眠を使った場合は、誘導者の期待に応えるため、状況判断の深鋭によって無意識の社交辞令が働きますから、想像力や演技能力のような簡単に使える能力が先に出てきてしまいます。残念ですが、そこに出てきているのは前世ではありません。

ただ、想像力と無意識の演技能力で誘導者の期待に応えているだけならいいのですが、ここで使われている想像力は「心の投影」をもろに受けています。

つまり、そのときの心の状態が前世（イメージ）に反映してしまうのです。

毎日、楽しく生活をしている人に「前世に戻る」と暗示を与えると、ポジティブな前世が出てきますし、逆に悩んでいる人はネガティブな前世が出てきます。

ひとつ例を挙げると、うつ気味の主婦に前世退行を施すと、寂しそうに泣いているアメリカの少女が現われました。

そのままカウンセリングを進め、心が回復してきたころにもう一度、前世退行を行うと、今度は独立国のお姫様が出てきたりするのです。ここで今一度、前世療法の危険性を考えて欲しいのです。

通常、悩んでいる人は催眠にかかりにくく、なかなか深くなりません。しかし、クライアントの被暗示性が並はずれて高く、まかり間違って深い催眠に入り、前世退行ができてしまうことも無いとはいえません。

もし、育児ノイローゼで悩んでいる主婦の前世が子供を殺した母親だったらどうするでしょうか？　呼吸困難に悩むクライアントの前世が死刑囚だったらどうするでしょう？　クライアントの内側から出てきた暗示なので、セラピストが「大丈夫、大丈夫、落ち着いて……」と言ったぐらいでは収まらないんです。

クライアントからすると、遠い過去の実際の話になっているので、否定的な前世が出てきたからといって、セラピストが取り消しをしようとしてもまず不可能です。

催眠を使って前世療法を行うなら、否定的な前世が出てきたとき、それを回避できるだけの技術を身につけておかなければいけないんです。

どんな前世が出てきても、クライアントを守れるだけの自信がないのなら、最初から前世療法などやらないほうがいい。今まで前世療法をやってきて、こういったトラブルに見舞われなかったのは、あなたが誘導した催眠状態が浅かったことが幸いしてのことです。

私は前世療法を批判したいわけではないんです。危険性を熟知して欲しいのです。想像力と演技能力で作り出された前世といっても、そこでいい具合に除反応が出れば、除反応が出た分だけ回復します。

でも、前世を通じてすさまじい除反応が出た場合、セラピストは操作不能になる恐れがあることを肝に銘じておいてください。

イメージと感情の結びつき

トラウマの改善については、除反応がカギを握っている一方で、クライアントの心にダメージを与えてしまうのも、やはり除反応です。

そこで、除反応をある程度コントロールする手法があるので紹介しておきます。

催眠状態での臨場感には、アソシエーション（連結）とディソシエーション（分離）の2種類があります。

たとえば、アソシエーションはイメージと感情が結びついている状態で、海を見ているシーンでたとえるなら、海の匂いや潮風などを肌で感じているような状態です。夢を見ているときでたとえると、アソシエーションは夢の中で実際の体験をしていますから、自分自身の目で周りを見ているような状態です。

これに対し、ディソシエーションは海辺に立って海を見ている自分を第三者の立場から客観的に眺めているような状態です。自分を別の場所から客観的に眺めていますから、海の匂いや潮風を肌で感じることはありません。極端に言えば、まるで他人事のように思えるのです。

近年では、年齢退行も直接的には行わず、クライアントの心の負担を考慮して、ディソシエートされたイメージを使います。

クライアントを催眠に導いたら、次のように誘導していきます。

「今あなたは映画館の観覧席にいます……目の前には大きなスクリーンがあります……そのスクリーンの中には現在のあなたが映し出されています……私があなたの年齢を逆に数えるたびに、スクリーンに映し出されたあなたも若返っていきます……」

このようにすると、記憶と感情がディソシエートされて、多少は除反応を軽減させることができるというわけです。

除反応の出方によっては、年齢退行でも改善されることがありますし、前世療法でも治ることがあります。

しかし、年齢退行も前世療法もアソシエートされたイメージの場合はクライアントにかかる心の負担が計り知れません。そこで、退行された記憶をディソシエートするようにして、除反応の排出と共に心の分析を行うのが先ほどの映画のスクリーンを使う方法なのです。

ではここで、さらに除反応を弱くコントロールできる『自分との対話法』という方法を紹介しておきます。

メディテーション（瞑想）では昔から使われている方法で、心を投影することに関しては、除反応も弱く、否定的な感情が出てきてもディソシエートされているため、ある程度の操作が可能になります。

ある日、吐き気をはじめ、頭の重い感じと、軽い不眠に悩んでいた44歳の主婦が訪れました。

医師から更年期障害と診断され、産婦人科に通っていたのですが、「気長に治療していきましょう」と言われ、通院をするものの、なかなか良くならず、意味もなく身体が振え出すなど、うつ病になりはじめていました。彼女は早く治りたい一心で、病院での治療と催眠療法を併用して受けることにします。

まず、催眠に導いた後、イメージを視覚化させるために太陽のイメージを暗示します。そして、イメージを強化させるために、太陽をまぶしくしたり、大きさを変えたりします。そのままイメージの視覚化が強化できたら、「あなたの目の前にもう一人の自分がいます」と暗示します。

このように、最終的には自分自身を視覚化してもらうのですが、心の負担を考慮して、いきなりもう一人の自分と対面させるのではなく、ワンクッション置くように、ここでは壁のイメージを利用します。

「私が3つ数えると、まぶたを閉じたまま、あなたの目の前に太陽が見えてきます……その太陽は輝きを増してきます……まぶしくて見ていられなくなったら顔を横に向けてください……いいですか？……3……2……1……ハイッ！　あなたの目の前に太陽が見えてきました。さあどんどんまぶしくなる……もっとまぶしくなる……」

ここでクライアントは眉の間にシワを寄せて顔を横にそむけます。

「……今度は太陽が小さくなっていきます……どんどん小さくなる……ほら、もうまぶしくないですよ……見てください……まだまだ小さくなる……そして、パチンコ玉ぐらいの大きさになりました……でも、よーく見てください……それは壁にポッカリと開いたひとつののぞき穴です……そののぞき穴から向こうを見ると、とっても不思議なことが起こるんです……壁の向こうには、もう一人のあなたがいます……壁の向こうにいるあなたが何歳の頃なのか？　何をしているところなのか？　それはのぞいてみないとわかりません……どうですか、のぞいてみますか？」

クライアントがうなずくのを待って、再度イメージの誘導をつづけます。

「わかりました……ではのぞいてみてください……もう一人のあなたがいます……」

もし、クライアントが怖がっているようなら無理をせず、一度深く眠らせてから催眠を解き、休憩を入れてから、また催眠に導入して自分との対話法を開始します。

そのままのぞいているようなら、次のように進めていきます。


「……壁の向こうにいるあなたは何をしていますか？」

「小っちゃい頃の私……悲しそう……すごく可愛そう……」

「壁の向こうのあなたは何歳ぐらいですか……？」

「わからない……」

「何が悲しいのかわかりますか？」

「わからない……」

「では、もう一人のあなたとお話をしてみますか？」

「はい……」


ここで、ワンクッションの役目をしていた壁（イメージ）を取り払います。

トラウマを持っている人は、だいたいここで「話したくない」とか「話すのが恐い」と言いますが、そういった否定的な訴えをするようなら、やはり「深く眠って」と言ってリセットしてから一度催眠を解きます。

このクライアントは「はい」と答えたので先に進みます。

「私が3つ数えたら、目の前にある壁がなくなります……そして幼い頃のあなたと話しをすることができます……3……2……1。さあ、壁がなくなりました……」

私の経験では、この時点で多くの人が涙をこぼします。除反応ですね。

彼女も例外ではなく、大粒の涙をぼろぼろとこぼして泣き出しました。

「何がそんなに悲しいのか聞いてください。そして答えが返ってきたら、必ずありがとうと言ってください……いいですね……さあ、どうぞ聞いてください……」

しばらくして、彼女は「ありがとう」と言いました。

私が「原因は解りましたか？」と聞くと、彼女はうなずいたので、一度深く催眠に入れてから覚醒させました。

催眠から覚めて、彼女の気持ちが落ち着いた頃を見計らって話しかけます。

「一人で乗り越えられそうなら原因を私に話す必要はありませんよ」と言うと、彼女は

「いえ……」と言って催眠中のことを話し始めました。

彼女のお父さんは再婚で、彼女は連れ子として継母《ままはは》に育てられたのですが、お母さんのほうにも3つ下の弟がいたらしく、公平には育ててもらえなかったようです。自分では理解しているようでも、辛い幼児期の記憶は彼女の中にずっと残っていたんですね。

その後、数回のセッションでは、すべて自分との対話法を施し、そこで映し出された幼い頃の自分をなだめてあげることで、夜も眠れるようになり、彼女の症状は良くなっていきました。

指の反応と交信する観念運動応答法

年齢退行は催眠の専売特許とも言える心理分析です。しかし、催眠の深度が記憶支配の段階に達していないと、しっかりとした年齢退行は行えません。

そこで、いろいろと考案された催眠分析があるので紹介していきます。

ただし、それらの実用性をみなさんも一緒に考えて欲しいのです。

年齢退行や自分との対話法が、ある程度、被暗示性の亢進したクライアントにしか適応できないのに対し、ここで紹介する方法は、催眠の初期の段階で起こる観念運動を利用しているため、軽度の催眠状態で可能といった利点があります。

まず、椅子に腰掛けたクライアントを軽い催眠状態にしたら、手の平を下にして、ももの上に乗せるように指示をします。

「これから私がする質問に対し、イエスの場合は右手の親指が無意識に動きます。ノーの場合は人差し指が動きます。そして答えたくない場合は、小指が動きます……」

このように命じたら、一度イエスの質問をして反応を確かめます。

クライアントが女性なら「あなたは女性ですか？」と質問して、親指が動くかどうかを確認してください。クライアントが独身なら「あなたは既婚者ですか？」と質問して、人差し指の動きを観察してノーの反応を確認しておいてください。

反応を確かめたら分析に入ります。

「あなたを苦しめている症状は過去の出来事が原因ですか？」

「それは家族に関係がありますか？」

「両親に関係がありますか？」

セラピストはこのような質問をしながらメモを取り、原因を探索していきます。

この催眠分析を『観念運動応答法』というのですが、この方法で原因不明の麻痺症状を改善に導いたという報告もあります。

ある男性は、突然、右の肩が麻痺を起こし、日常生活もままならない状態でした。病院では原因がわからず、ある催眠療法所を訪れたそうです。

セラピストは観念運動応答法を用いて、まず、肩の麻痺が精神的なものから来ているのかどうかの確認をとります。

「その肩の麻痺を右手の親指に移動させることは可能ですか？」と質問して、イエス反応が出たので「では、麻痺が移動します」と言って、実際に症状を移動させます。

ここで症状が別の場所に移動した場合、原因は身体の疾患ではなく、精神的なものが原因だと推測できます。

次に「その症状を作り出しているのはなんですか？　会社のストレスなら『イエス』を、家庭のストレスなら『ノー』を挙げてください」と質問をすると、クライアントは「ノー」を挙げたので、「催眠から覚めた後に、私に家庭の不満を話してくれますか？」と言って、催眠から覚醒させたそうです。

覚醒後、「話せる範囲で構わないので話してください……セラピストには守秘義務がありますから、ここで話したことが外に漏れることはないので、安心して話してください」と言うと、クライアントは不満を吐き出し、麻痺症状は徐々に改善されていったとのことです。

このセラピストは潜在意識を全面的に尊重し、症状を慎重に扱っています。症状事態を敵対視せずに、潜在意識からのメッセージとして捉えたうえで、覚醒後にカタルシス（発散）を行うことで改善にもっていっています。

　症状だけを目視して、安易に症状を無くす暗示を与えると、別のところに症状が出て、かえって大変なことになる危険性もあります。つまり、ストレスの根源に着目することが肝心なのです。

　あなたの日常でも、消化できないストレスを心が呑み込んでしまった場合、どこかで吐き出さなければ、いつまでたっても残ってしまうということです。

　彼氏に振られたら、家に帰って涙が出なくなるまで大声で泣き叫べばいいんです。いい子になろうとするから、泣いたら負けだと思うからいつまでも引きずるんです。あなたが吐き出さずに溜めておくから、潜在意識が体の不具合を作り、限界を教えようとするのです。

ルクロンの振り子応答法

　先に説明した観念運動応答法は、軽度の催眠状態で適応できる利点がありました。ここで紹介する振り子応答法も観念運動応答法の一種ですが、こちらは催眠状態を要することなく、被暗示性の亢進もあまり必要なく行えます。

　まず、台紙に直径10センチほどの円を描き、中心部から縦横に線を引きます。

　そして、30センチほどの糸の先にオモリ（たとえば5円玉とか）を結び付けて振り子を作ります。

台紙をテーブルの上に置いたら、クライアントに少し前かがみになってもらい、両手の肘をテーブルにつけるように指示をします。

そして、右手（左手でもいい）の人差し指と親指で振り子の糸をつまみ、オモリの部分が台紙に描いた縦横の線の真ん中にくるようにぶら下げてもらいます。（図21）

台紙から1センチほど浮いたところにオモリが垂れ下がった状態になったら、セラピストは次のように誘導していきます。

「私があなたにする質問に対して『イエス』の場合は振り子が縦の線に沿って揺れます。『ノー』の場合は横の線に沿って揺れます。そして『答えたくない』ときは左回りに回転します……」

また、クライアント自身、答えが分からないときを想定して、「わからないときは振り子が右回りに回転します……」と付け加えておきます。

指示が終わったら、観念運動応答法のときと同じように、差し障りのない質問をして振り子が反応するかどうかの確認をします。

確認が終わったら、そのまま分析に入ります。

この振り子応答法は、催眠療法では名高いカリフォルニアの心理学者レスリー・ルクロ

図21　振り子応答法

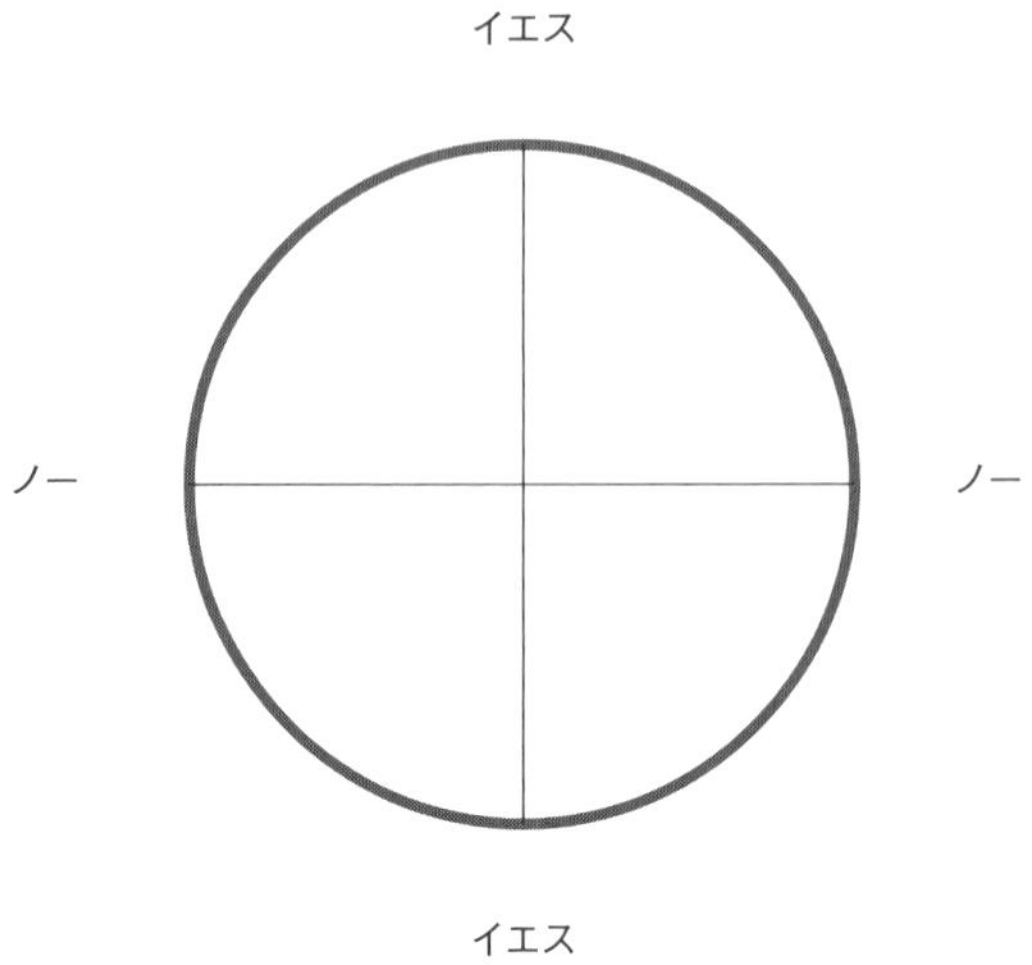

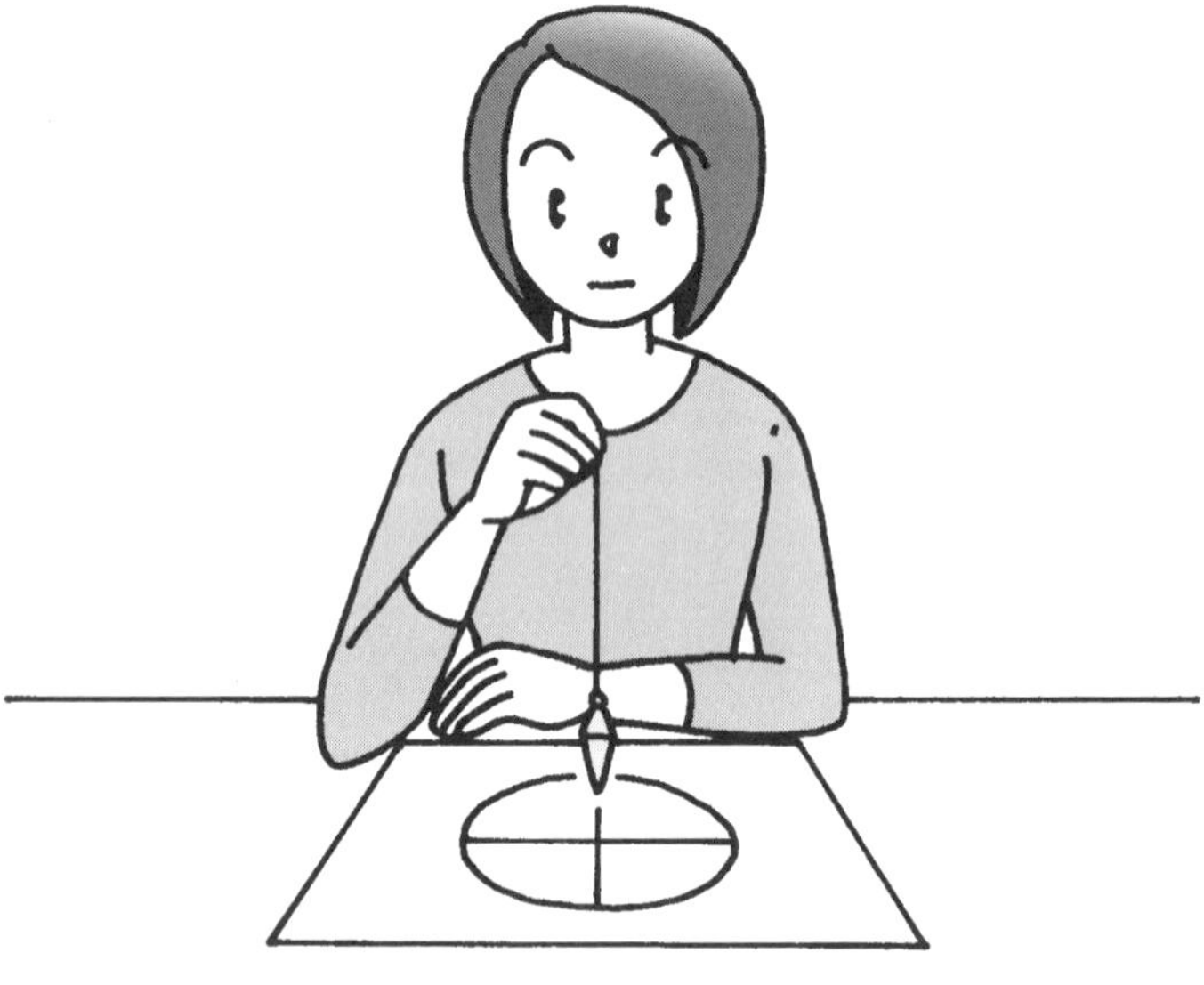

ンが考案したものです。

ルクロンは自分の経験も含め、多くの心理療法家や医師たちが、この振り子応答法を試みて、全然動かなかったという例は100人中せいぜい3、4人だと言っています。

しかし実際問題、この振り子応答法が民間療法で使えるでしょうか？

それというのも、気づいている人もいるかも知れませんが、これは振り子を使ったダウジングです。

確かに振り子は無意識に動くでしょう。しかし、無意識に動いたからといって、その答えがすべて本当の原因だと決めつけるのはあまりにも危険です。

これまでにも勉強してきましたが、トラウマ的なものは潜在意識が心を守るために意識に上って来ないようにしているんでしたよね？

そう、「最近、嫌なことはありましたか？」とか「好きな人はいますか？」といった重要度の低い質問には問題なく答えてくれるでしょう。しかし、ことトラウマの原因ともなると、意識が普段の状態から変性していないために、深層心理に隠された真の答えはほとんど表面化されないのです。

この振り子応答法で精神分析をするなら、セラピストによほどの質問力と、驚異的な分析能力が必要です。

質問力も分析力も持ち合わせていないセラピストがこの振り子応答法を行っても、ただのお遊びのようになってしまうだけです。

クライアントの心境からしても、女子高生の遊びのようなことをやった挙げ句に、高額の料金を取られたのでは立つ瀬がありません。

私の所にも他の治療所で振り子応答法を受けたクライアントが来て、「振り子を持たされて、質問するだけで、意識は全然普段のままで何にも変わらないし、悩み事は何も解決しないし、そのうえ数万円も取られて散々でしたよ……」と愚痴をこぼしていたことがあります。

余談ですが、催眠のスキルの無い所ほど、桁外れに高額な料金を設定していたり、最初に10回分のチケットを購入させたりして、症状が軽度だろうと重度だろうと同じ10回分の料金はいただくといった料金体勢をとっている傾向があるようです。

自動書記による精神分析

自動書記と言えば、オートマティズム（Automatism）いわゆるスピリチュアル系の憑依現象などを思い浮かべる人もいるのではないでしょうか?

霊媒師などが自分の体を使って憑依現象を起こし、憑依状態のまま紙に文字を書く。そしてその文字を基に相談者に助言をするというものです。

催眠で行う自動書記は、例のごとく精神分析が目的になりますから、書記をするのはクライアント本人です。

セラピストは、椅子に腰掛けているクライアントを催眠状態にしたら、次のように暗示をしていきます。

「……あなたが普段、字を書いているほうの腕が自然と宙に浮いてきます……さあ、想像して……ものの上においた手に意識を向けて……ものの上に置いた手の下にハガキが1枚おいてあります……想像してください……あなたはハガキの上に手を乗せています……そして、そのハガキが1枚……2枚……と増えていきます……さあ、3枚……4枚……どんどん増えていきます……すごいスピードで増えていきます……10枚……20枚……30枚……さあ手が浮き挙がりました……少しでも浮き挙がるとどんどん挙がっていきます……挙がれば挙がるほど軽くなっていきます……もっと、もっと挙がっていきます……もう自分の意思ではどうにもなりません……どんどん挙がっていく……さあ、高く挙がったら、今度は下に降りていきます……重くなって、どんどん降りていきます……そしてものの上にすーっと降りていきます………」

このように、字を書くほうの腕が暗示で無意識に動くことを確認したら、その手をテーブルの上に置いてペンを持たせます。

「……あなたの手は自然と動き出し、今のあなたにとって意味のあることを書くでしょう……さあ、腕が自然と動き出します……あなたはまったく意識しません……腕は自然と動き出します……」

こうしてクライアントが書いたものを覚醒後に解読していきます。

年齢退行では表面化しなかったものが、自動書記では無意識からのメッセージとして字に現れるというのですが、これは大脳の見解から見て、言語中枢を通さない分、トラウマに近づきやすいという理由です。

催眠の専門家にも、自動書記に力を入れて研究している方はいらっしゃいます。しかし、大学や研究所で潜在意識の研究に使うときの材料にはなっても、民間療法として使うには問題が多すぎるのです。

まず、自動書記の原理は観念運動です。霊が舞い降りている訳ではありません。観念運動でいえば、昔、子供たちの間で流行した『コックリさん』と同じです。

A４用紙ほどの白い紙に、あいうえお順に並んだ五十音と「はい」と「いいえ」を書き、10円玉を１枚用意します。**（図22）**

参加者は２人以上で、紙の上に置かれた１枚の10円玉の上に参加者全員が人差し指を置きます。そして「コックリさん、コックリさん、おいでください……」と言って、コックリさんというキツネの神様からお告げをいただくといったことが前提になっている占いの一種です。

図22 コックリさん

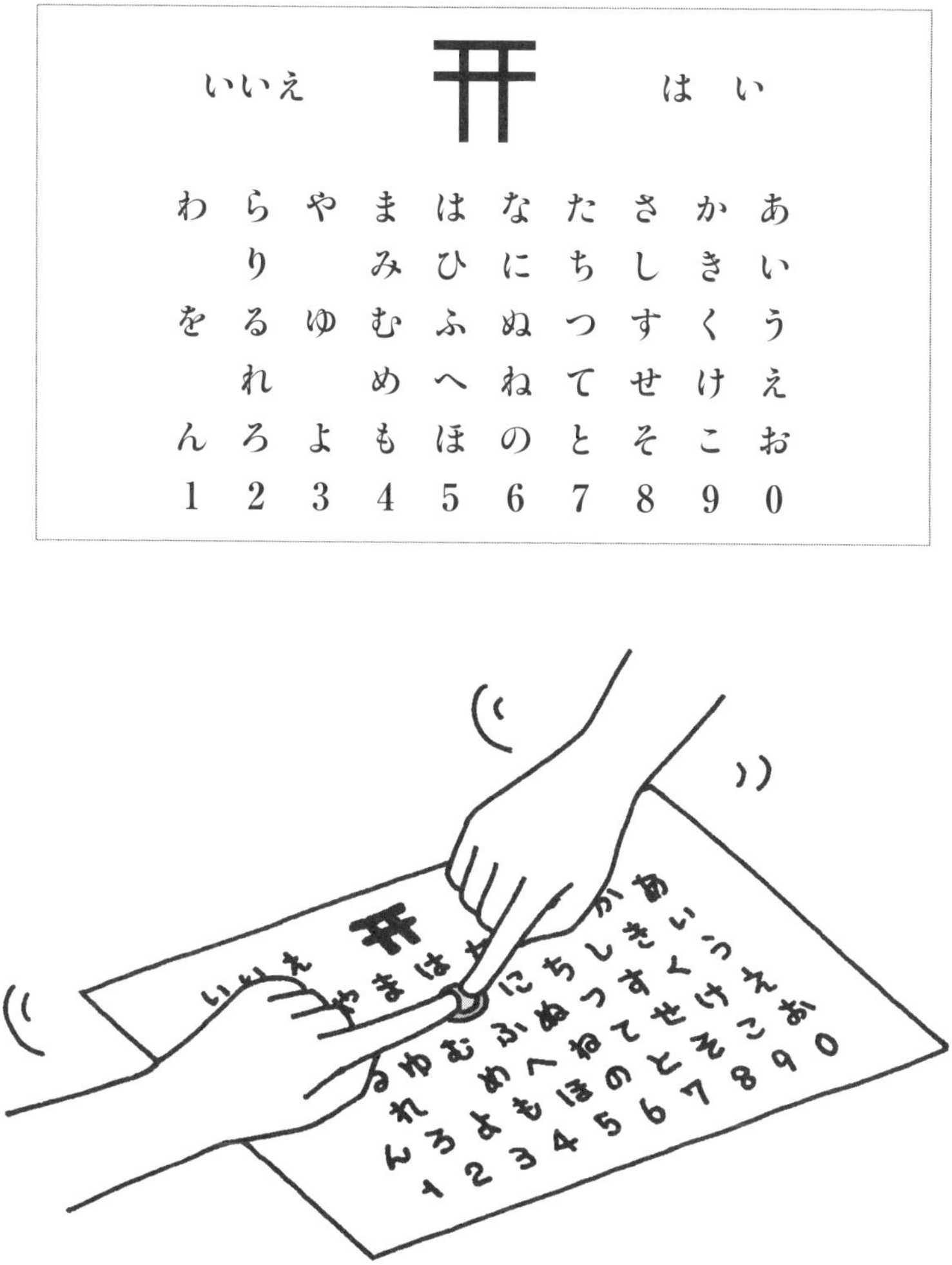
いいえ　はい
わ ら や ま は な た さ か あ
り み ひ に ち し き い
を る ゆ む ふ ぬ つ す く う
れ め へ ね て せ け え
ん ろ よ も ほ の と そ こ お
1 2 3 4 5 6 7 8 9 0

コックリさんに質問をすると、10円玉が勝手に動いて答えを教えてくれるのです。

しかし、これは参加者の中で答えを知っている誰か、または全員が動かしているだけです。でも動かしている本人に自分が動かしている認識はありません。観念運動が起きているからです。

ただし、催眠の原理もそうでしたが、起きている現象は同じでも、そのときの心中は複雑に絡み合い、力動源が移動し合っている場合が少なくありません。

たとえば、女子高生がコックリさんをやっていて、「コックリさん、コックリさん、佐藤君は昨日の夕食に何を食べたか教えてください……」と質問をすると、10円玉が文字の上を移動して「や」「き」「に」「く」という順番で動いて答えが「焼き肉」になったとします。

この答えが合っているかどうかは別として、このとき参加者は誰も答えを知らなかったとします。

最初はランダムに動いていた（動かしていた）10円玉も「や」「き」「に」までくると、参加者の頭の中で「やきにく」といった単語が完成してしまい、最後の「く」は意識的に移動させてしまうようなことをやってしまうのです。

もし、最後の「く」も無意識に動いたとしていても、それは頭の中に「く」が浮かんでいたから、イメージの影響によって観念運動が起こり、参加者の手が「く」に向かって動いただけです。

これと同じ心理作用が催眠で行う自動書記にもよく起こります。途中まではミミズが這ったような線が書かれているだけでも、そのうち文字らしくなってくると、それに近い字を完成させてしまうのです。

当然、そこでは意識的な発想が関与しているので、深層心理の分析にはなりません。これが女子高生の遊びなら許されるのでしょうが、催眠療法の一環として、それも高額な料金が発生する民間療法では、結局クライアントが泣き寝入りするだけです。

また、完全な催眠状態の下で行われた自動書記で、そこに意識的な心理が関与しなかった場合でも、自動書記によって書かれたものは、ほとんどが何を書いているのか解読が困難です。

何度か練習しているうちに解かることを書くようになるといわれていますが、現実問題、一見して解かるようなことを書くクライアントはほとんどいません。

何を書いているのかわからないために、立場上セラピストが強引に意味付けをしてしまうことがあるようです。

催眠分析および心理分析においてもっともいけないことは、足りない情報をセラピストの思い込みで補ってしまうことです。

クライアントを理解する気持ちは大切ですが、勝手に決めつけてはいけません。

原因をさぐることにとらわれ過ぎず、クライアントのこれからをどうしたらいいかを最優先で考えるようにしてください。

ジークムント・フロイトの業績と精神分析

潜在意識の存在を決定付けたのは精神分析の生みの親ジークムント・フロイトです。

フロイトは17歳でウィーン大学医学部に合格します。将来、学者を目指していたフロイトは一生懸命に研究をつづけますが、恩師（エルンスト・ブリュッケ教授）に「君はいくら研究を続けても教授にはなれない。残念だが君はユダヤ人だ」と断言されてしまうのです。

当時のウィーンは反ユダヤ主義が盛んでしたし、なにより家計が貧しかったことで、「自分に出世の道はない」と判断したフロイトは大学を辞めて臨床医の道を選択します。そして、ウィーン総合病院に勤め始めたフロイトは、そこで不思議な光景を目にするのです。

身体にはどこにも異常がないのに、突然、叫び出したり、「動悸やめまいがする」と言って仕事を拒んだり、同じ行動をいつまでも繰り返す、いわゆる神経症の患者を目の当たりにします。

ただ、それ等の患者たちを他の医師たちは「仮病だ」という中、フロイトだけは仮病などではないことをわかっていました。

なぜなら、自分も彼らと同じ精神疾患を患っていて、訳の解からない動悸やめまいに悩まされていたからです。

今でいう心身症も、19世紀の終わりごろまでは、「心の歪が身体に影響するわけがない」と言って、原因は身体にあると決めつけていたのです。

その頃は、患者を正気に戻すために、電気ショック療法や氷漬けのような荒療治がまかり通っていました。

そんな中、「心身症は精神的な歪が原因で起こる」と主張した学者がパリにいることを知り、フロイトはパリに留学します。

フロイトが留学したパリのサルベトリエール病院では、神経症の第一人者ジャンマルタン・シャルコーの臨床講義が行われていました。

そして、そこで行われていたのは、なんと催眠だったのです。

催眠特有の不思議な現象を見せられたフロイトは催眠に魅了されてしまいます。

シャルコーは言いました。

「心身症は、本人が意識していない心の葛藤から起こる」と……。

この助言がのちにフロイトが心の無意識を発見するきっかけになるのですが、このころのフロイトは、「心の治療を行うには、無意識の領域に降りていかなければならない」と思い込んでいたのです。

そして無意識に直接アクセスできる催眠を学び、自らの治療に取り入れることになります。これがフロイトの精神分析の始まりです。

動かない足がカタルシスによって動き出した

催眠を身につけたフロイトは、当時、共同研究者だったヨーゼフ・ブロイアーから「催眠状態の患者に鬱積《うっせき》した気持ちを思う存分、話させると症状が軽くなる」と聞かされ、自分の患者にも試してみることにします。

そんな折、杖をつきながら片足を引きずったエリザベートという女性がフロイトの治療所を訪れました。

エリザベートは姉の臨終に立ち会っている最中に足が痛み出し、歩けなくなってしまったというのです。

フロイトはエリザベートを催眠状態にしてこう尋ねます。

「お姉さんが亡くなったとき、どんなことを考えましたか?」

「姉の旦那さんと結婚したいと思いました……」

「そのあと何を考えましたか?」

「こんなことは考えてはいけないと思い、振り払おうと必死になっていたら足が痛み出して動かなくなりました……」

そして、フロイトはエリザベートの催眠を解き、こう言います。

「いま自分が話したことは覚えていますか?」

「はい、覚えています……先生は私をだらしない女だと思うでしょうね……」

「いいえ、どんな人にも非道徳的な考えはあります……それも心の一部だと思って受け入れてください……」

こうしてフロイトの治療を終えたエリザベートは、帰り際、もう杖をついていなかったと言われています。

この臨床例から、心身症は心の葛藤が引き起こすのであって、この葛藤を解消してやれば患者は解放されるとフロイトは確信するのです。

フロイトが考案した自由連想法

催眠を用いた心理分析によって、カタルシス効果が期待できることを知ったフロイトは、催眠治療と催眠研究に没頭します。

しかし、そんな矢先、フロイトはある試練に突き当たってしまうのです。それは個人差のある『催眠感受性』です。

ある患者は深い催眠に入るけれど、別の患者はまったく催眠に入らない。つまり、催眠を用いた治療は万人に対しての適応ができないことに悩み始めるのです。

そして、行き詰ってしまったフロイトに転機が訪れます。

ある患者を治療しているときです。いつものように催眠状態の下で質問を繰り返していると、患者からクレームをつけられてしまうのです。

「先生が質問するから、せっかく浮かんでいるイメージが壊れてしまいます……」

この主張を元に、フロイトは催眠を使わずに患者をカウチ（安楽椅子）に寝かせた状態で、頭に浮かぶことを自由に語らせることを試みます。

これが『自由連想法』の発端です。

フロイトは、無理に患者を催眠状態にしなくても、充分にカタルシス効果があることを悟り、「催眠は万人に施せる治療ではない」という理由で催眠を捨ててしまうのです。

しかし、その一方で、フロイトは催眠が下手だったという話はあまりにも有名です。もし、心理学の父と言われたフロイトが催眠を捨てていなければ、現在の催眠の知名度も変わっていただろうと関係者は口を揃えて言います。

自由連想法からの気づき

こうして、フロイトの代名詞になった自由連想法ですが、催眠技法の名残か、フロイトは、患者をカウチに寝かせると、深呼吸をさせて、身体をリラックスさせてから頭に浮かぶものを無条件に語らせていました。

この深呼吸と身体のリラックス自体が軽い催眠誘導になっていることに気付かず、フロイトは催眠を批判していたんですね。

自由連想法のやり方は、いたって簡単で、リラックスしたクライアントに「頭に浮かんでくる観念を自由にして、浮かんでくるものを次々と言葉に出してください……関係ないと思うことも、意味がないと思うことも、どんなにつまらないことでも話してください……」と言って、あとはクライアントの邪魔をしないようにします。

「……サンダル……柱の匂い……石……米……紐……100円……黄色……」

このように自由に語らせていると、たとえば最後の「……黄色……」と言った直後から何も言わなくなって、口元が震え出したとします。そして涙がこぼれ、クライアントは「私……何で泣いてるんだろう……?」と言い出すかも知れません。そう、除反応ですね。クライアントにどんな過去があったかわかりませんが、やはり除反応が出た分は心が解放されます。

また、自由連想法には他にもこんなやり方があって、何かキーワード（刺激語）を与える方法です。

オーソドックスなものでは四季をキーワードにします。

「春から何を連想しますか？　頭に浮かんだものをそのまま正直に話してください……」

「……桜……坂道……グランド……家……赤い帽子……消防署……車……白……」

こんな具合に夏、秋、冬、とキーワードを与えて自由連想を進めていきます。

そのまま作業をつづけていると、クライアントは自分の中で葛藤を起こしている部分を見つけることがあります。これがいわゆる〝気づき〟ですね。

また、クライアントとのやり取りを録音するなり、メモを取るなりして、あとで分析してみると、いつも同じ連想が出ていることに気付くときがあります。

たとえば、どんなキーワードを与えても「……赤い帽子……」が必ず登場するとします。そこで赤い帽子について話し合っていると、急に泣き出したりするのです。

乗り越えていない何かだと思いますが、やはり除反応が出た分だけ良くなります。

ちなみに、シャルコーもフロイトも「心の歪はすべて性的なものから起こる」と断言していたのですが、確かに、性に関する連想にネック・ポイントが存在することが少なくないようです。

催眠特有の心理療法――メンタル・リハーサル

催眠現象をフルに利用した、催眠ならではの手法と言えば、やはり『メンタル・リハーサル』だと思います。

某有名電機メーカーに勤める23歳の女性は、ある夏の日に友人と海水浴に出かけ、沖で溺れて死ぬか生きるかの水難事故に遭ってしまいます。事故後、数週間たった頃から、なぜか水に対する恐怖心が徐々に増してきて、日常生活もままならなくなってしまうのです。

「溺れたことがトラウマになっていて、水が恐くて仕方ないんです……意識しすぎているのはわかるんですが、朝、水道の水で顔を洗うこともできなくなってきてるんです……催眠療法で治していただけますか？……」

恐怖を克服するには『恐怖突入』が必要です。恐怖の対象に恐怖突入をしない限り絶対に克服はできません。

つまり、水恐怖症の人も、水から逃げていてはいつまでたっても克服できないのです。かといって、大量の水を目の前にしただけで、真っ青な顔をして倒れそうになってしまうクライアントに「水の中に入れ」と言うのも無理な話です。恐怖突入したくてもできないわけです。

そんなときに、催眠でいう『メンタル・リハーサル』が功を奏するのです。

催眠状態で浮かべたイメージには臨場感が伴うため、「今あなたは100メートル上空に渡されたロープの上を綱渡りしています」と暗示すると、被験者は恐怖に怯えて顔色が変わります。

潜在意識にとっては現実と同じだからです。でも、その一方で、その状況が催眠の暗示で作り出されていることを把握している自分もいます。

つまり、100メートル上空のイメージに怯えている潜在意識を、冷静な潜在意識が客観的に見ている状態です。

わかりやすく言えば、半分は現実で、半分は空想のような状態です。そして、この催眠が作り出す、現実と非現実の両方を認識しているバーチャルのような世界こそが、恐怖症や苦手克服のためのアイテムになるのです。

現実世界で恐怖突入をしようと思うと貧血を起したり、嘔吐したりする人も、催眠状態では恐怖突入の練習が可能になります。

この水恐怖症のクライアントにも、まず催眠状態の下でプールをイメージしてもらいました。

いきなり水の中に入っているイメージを与えたら強烈なダメージを受けてしまうので系統的に行います。

「……これから私が言うことをイメージしてください……もし、あなたがそのイメージに少しでも恐怖を感じたら、右手を上げて私に教えてください……あなたの右手が上がると、私はあなたに『眠って』と言ってただちに誘導をストップします……そして私が『眠って』と言った瞬間、あなたは深い催眠状態に入り、イメージに対する恐怖はすぐに消えてなくなります……」

このように暗示を入れたら、次のように誘導していきます。

「今、あなたは更衣室で水着に着替えています……水着に着替え終わると、プールサイドに歩いていきます……徐々にプールが見えてきました……プールには澄み切った水がいっぱいになっています……」

ここで一回目の手が上がりました。

「さあ、眠って……深ーく眠って……深ーく……体の力が抜けます……そして心の力も抜ける……」

こうして、例のごとく一度、深い催眠に入れてから催眠を解きます。

クライアントが恐怖の真っ只中にいるとき、急に催眠を解くと、恐怖と一緒に目を覚まし、覚醒後もしばらく恐怖感を抱いたままになるからでしたよね。


「大丈夫ですか……」

「はい……」

「どんな感じでした……？」

「もう、水が見えた途端に呼吸が上がっていくような……恐かったです……」

「気持ちが落ち着いたら教えてください……」

「……もう大丈夫です……」

「では、もう一度、恐怖突入をしますが、先ほどよりは、ほんの少しでも進歩するように頑張りましょうね……」

「はい……」


このように、催眠中の恐怖感などについて話し合い、クライアントが落ち着いたところで再度メンタル・リハーサルを行います。

「……徐々にプールの水が見えてきました……一歩ずつプールサイドに近づいていきま

す……さっきより随分と進歩しましたね……その調子です……今、足のすぐ下に水があります……」

ここでクライアントは怯えた顔になり「足がすくむ！」と言って右手を上げます。

「眠って……深ーく眠ります……深ーく、深ーく、そして心の力が抜けます……さあ、私が３つ数えたら、スッキリとした良い気持ちで目を覚まします……３……２……１！ハイッ！目を覚まして……はっきりと目を覚まして……一度、手と足を屈伸させて、力を戻してください……」

メンタル・リハーサルでは、このように少しずつ少しずつ恐怖突入をしていきます。この少しずつ恐怖に突入して克服していくやり方を『系統的脱感作《けいとうてきだつかんさ》』といいます。

系統的な恐怖突入を繰り返し、イメージの中で泳げるぐらいまでメンタル・リハーサルを行います。

そして、洗面所で顔が洗えるようになるまでカウンセリングを続けるか、プールで泳げるようになるまで続けるかはクライアントに決めてもらいます。

また、車酔いの克服にもメンタル・リハーサルが使われます。

やり方は同じ、イメージの中で系統的な恐怖突入を繰り返し、イメージの中でバスに乗れるようになるまで練習します。その後、現実の世界でセラピストと一緒にバスに乗ることも少なくありません。そしてクライアントが問題なくバスに乗れるようになったらカウンセリング終了です。

恐怖症克服の場合、カウンセリング・ルームの中だけで終わることはほとんどないと言ってもいいでしょう。克服できたことをセラピストが見届けて初めて治ったと言えるのかもしれませんね。

恐怖症の克服では、ご覧のように毎回のセッションが恐怖突入の練習になります。よく「何回ぐらい通えば治りますか?」と問い合わせをいただきますが、これは恐怖症の度合いによって違ってきますよね。

ただ、本当の催眠療法を進行していれば、クライアントが「私ははたして良くなっているのだろうか?」といった疑念を抱くことはまずありません。

脱感作に対するクライアントの頑張りによってカウンセリングが加速するので、あとはセラピストがどこまでサポートできるかです。したがって、クライアントとセラピストとのチームワークは言うまでもなく重要になってきます。

心理セラピストにとってもっとも重要なこと

最後に、セラピストの仕事にとって何よりも大切なことを述べておきます。

それは「自分の領域かどうかをしっかり判断する」ことです。

自分が扱えもしないような相談を請け負ってしまったら、困るのはセラピストだけではありません。

催眠がかけられるようになったからといって、どんな相談でも解決できると思ったら大間違いです。

たとえば、自殺をほのめかすクライアントひとつをとっても、軽い自殺志願のクライアントならば、カウンセリングの基本的なテクニックで考えを変えさせることもできるでしょう。

しかし自殺念慮《じさつねんりょ》ともなると、ベテランですら手に余ることがあります。

「死にたい」と思う自殺志願に対して、自殺念慮は「自分は死ななければならない」という考えを持ってしまいます。

自殺念慮はうつ病の症状の一種で、治りかけたときにしばしば発症することがあります。うつ病が治りかけると、多少なりとも元気が出てきます。つまり、エネルギーがたまり始めるのです。

そのエネルギーは今まで辛かった日々の反動のように、怒りに変わることがあります。そして、この怒りがうまく分散されるときはいいのですが、クライアント自身に集中してしまうと自殺念慮が起こるときがあるのです。

こういったクライアントには速やかに医療機関を勧めるのが適切です。

催眠を覚えたらすぐに「催眠療法士」と称し、ビジネスを開始する人もいますが、催眠療法にはこういった重い相談もあるということを頭に入れておかなくてはいけません。

また、自分が扱えるかどうかの判断と共に、その相談が催眠の領域かどうかの判断も必要です。

ある日、40代の主婦からこんな依頼がありました。

「私のうちの両隣の人が催眠をかけて、私を苦しめるんです……先生の催眠で、この人たちの催眠を解いてください……」

「両隣の人がそれぞれ催眠術を身に付けてるんですか？」

「はい、催眠で私の体調を悪くしたり、家事ができないようにしたりするんです……」

「催眠でそんなことはできませんけどね……」

「隣の家から超能力を使って催眠をかけてるんです……ちゃんと声が聞こえます……」

「その声はみんなに聞こえるんですか？……それともあなただけに聞こえるんですか？」

「主人には聞こえないんですが、私にははっきり聞こえます……」

このような依頼を受けて、「この人はただ催眠にかけられていると思い込んでいるだけだな……それなら催眠が解けると暗示をかけてあげればいいんだ……」と安易な考えを持つと、異常なほどの依存が生じて身動きが取れなくなる可能性もあります。

この主婦は統合失調症の陽性患者です。

統合失調症には陽性と陰性があり、陽性の症状としては、幻覚や幻聴などを引き起こすことがあります。

たとえば、夜お墓などを歩けば、笹の揺れる音が人の話し声に聞こえたり、白い布が揺れていたら幽霊に見えたりするのは健康な人にでも起こることです。

しかし、統合失調症の陽性患者は、心の動きと妄想が分離しているので、何も関係ないときに、勝手に人の声が聞こえたりします。

また、陰性は陽性とは対照的で、心の動きも行動も鈍くなり、自閉症や引きこもりといった状態になることが知られています。

近年では薬の発達が著しく、統合失調症にも薬はよく効きます。

ただ、統合失調症の患者は薬を飲みたがらない傾向があるので、もし、統合失調症の患者にセラピストができることがあるとしたら、担当の医師を信頼するように教示することと、薬を飲むことに抵抗があるのなら、どんなふうに抵抗があるのか話し合い、できるだけ薬を飲むことの抵抗を少なくしてあげることだと思います。少なくても催眠をかけることではないと思います。

当然のことながら、クライアントのほうに催眠の領域かどうかを判断する知識はありませんから、セラピストのほうが判断しないといけないわけです。

そして、自分の領域かどうかを判断するためにも、優秀なセラピストになるためにも、催眠の知識だけではなく、心に関する勉強を惜しまないでください。

心の勉強に終わりはありません。同じく催眠の勉強にも終わりはありません。

催眠は人の心を相手にしているからです。

催眠療法士になっても、人の心を相手にしているといった責任感をどうぞ忘れないでください。

あとがき

催眠できると思っていたことができなかったり、できないと思っていたことができたりと、催眠に対するイメージが随分と変わったのではないでしょうか？

催眠のかけ方にしても、覚えたセリフを唱えるのではなく、観察を主とした作業がありましたよね。

悪用に関しても、催眠を理解した今なら「催眠はマインド・コントロールの道具ではない」と胸を張って言えるはずです。自己催眠の練習をしているときに、少しでも雑念が入ると、暗示が成立しなくなるように、人から催眠を受けている場合でも、方向性の違う暗示を与えられたら、その時点で催眠が成立しなくなるのです。

それではいくつかアドバイスをして終わりにしましょう。

まず、プロとしてやっていくのなら、心理セラピストとしての何らかの資格を取得することをお勧めします。

アメリカのほうで催眠療法を行うにはライセンスが必要になります。しかし、日本では今のところ催眠に関する国家資格はありません。

日本は欧米に比べ、メンタルに対しておざなりなところがあるので、催眠に限らず、セラピストに関する有力な資格すら見当たらない状態です。極めてハードルの高い臨床心理

士資格ですら国家資格ではありません。（2014年10月現在）

それでも、クライアントは催眠療法士のスキルの一環として所有資格を見て判断することもよくありますから、たとえ民間の資格でも取得することをお勧めします。

産業カウンセラーや心理相談員といった大きな団体の資格を取ることで、心に関する最低限の危険性も把握することができると思います。

それから、プロ意識を持つことも大切です。

プロというのはそれを職業にしているということであって、そこでは料金が発生するわけです。

料金をいただいている以上、その時間はクライアントが買っている時間です。セラピストの時間は1秒もありません。

以前、ある女性セラピストの現場に立ち会う機会があり、そのときに感じた違和感なんですが、彼女はクライアントの相談に対し、「私も経験あるんだけど、私なんかもっと辛かったよ……」「あなたなんてまだマシよ……私が病気のときはね……」などと、クライアントの相談を必ず自分の話にすり替えるのです。

まるでセラピストである彼女が愚痴を聞いてもらっているようでした。

友達同士の相談ごとではないのですから、セラピストは相談の内容をきちんと聞かなくてはいけません。いわゆる傾聴《けいちょう》です。

セラピストが自分の愚痴や自慢話をすると信頼関係はもろくも崩れてしまいます。

もし、依存の強いクライアントがいて、「あなたのセッションはとっくに終わっている……もう自立の時期が来ている……」と言ってても受け入れてもらえなかったら、そのときは　愚痴や自慢話をたくさんすればいい。クライアントはもう来なくなるはずです。

それから、クライアントが予約をキャンセルすることに悩まされている催眠療法士もいました。

しかし、セッションが順調に進み、本当に治りかけると、突然クライアントが来なくなることは催眠療法士なら誰でも経験していることです。

気がついたら治っていたというような、ゆるやかな治り方のカウンセリングと違って、催眠療法はうまくやれば着々と変化していくことが珍しくありません。

でも、基本的に潜在意識は変化することが怖いのです。

それがたとえ長年悩まされた病気からの解放だったとしても、変化すること自体が潜在意識にとっては恐怖であり、治る一歩手前で不安を感じ、来なくなってしまうことがあるんです
催眠療法士はこの変化の際に生じる恐怖も計算に入れてリードしていかなくてはいけません。

それなのに、ある催眠療法士は、相次ぐクライアントからのキャンセルに悩み、してはいけないことをしてしまいます。

その日のセッションが終わり、催眠を解く寸前に「あなたは次回の予約の日には必ず来

ます……何があっても必ずここに来ます……」と後催眠暗示を与えてしまうのです。

しかし、このクライアントは結局カウンセング・ルームにはやって来ませんでした。

ここまで本書を読み進めてきた読者ならわかると思いますが、この場合、「次回の予約の日に来る」という暗示が入る前に、「このセラピストは私のことを信用していない」という暗示が入ってしまいます。

催眠の力を過信してはいけません。催眠はマインド・コントロールのアイテムではないんです。

この催眠療法士のクライアントたちが、本当に治りかけたからキャンセルをしていたのか、それとも技術の無さに見切りをつけてキャンセルしていたのかはわかりませんが、潜在意識をバカにしてはいけません。

潜在意識は、その個人を守るために存在しています。あなたが自分を大事に思うように、クライアントの潜在意識も自分自身を命がけで守っているのです。

催眠を成功させる最大のコツは、相手の立場になることです。

常に催眠を受ける相手の立場に立って、クライアントを守ってあげてください。クライアントを守る心構えこそが催眠療法を成功させ、クライアントを解決に導くための底力になります。

催眠は、そのすべてが催眠関係の中で行われます。

そして、催眠関係を守るものはたったひとつ「ラポール」です。

催眠のラポールは、クライアントの潜在意識を守る気持ちから生まれます。
ラポールは催眠の命です。
ラポールなくして催眠は存在しないのです。

２０１４年９月

著者

【著者プロフィール】
林　貞年（はやし さだとし）
Hayashi Sadatoshi
1964年、香川県生れ

催眠誘導研究所　所長
催眠誘導研究会　会長
婚前セラピー　CEO
株式会社ニック代表取締役　社長

長年にわたる催眠の実績と労災病院勤務心理カウンセラー時代の経験を基に、独自の経営コンサルティングを発足。催眠心理を活用した経営コンサルティングは経営不振のショップから中小企業の業績アップに貢献している。催眠技術指導では、初心者に対する催眠術のかけ方からプロに対する催眠療法の技術まで、個人に合わせた指導を実施。凝縮された催眠習得プログラムは海外からも高く評価されている。

メディア関係では、テレビ・バラエティー番組に出演するほか、人気ドラマの監修および技術指導を手がける。2010年『婚前セラピー』の商号を取り、「母子家庭・父子家庭を減らそう運動」を実施中。

著書に『催眠術のかけ方』『催眠誘導の極意』『魅惑の催眠恋愛術』『上位１％の成功者が独占する願望達成法』（現代書林）『催眠術入門』（三笠書房）『催眠術の教科書』（光文社）などがある。著書は海外でも翻訳され、中国、韓国、香港、マカオ等で出版されている。DVD「映像で学ぶ催眠術講座」シリーズ『催眠術のかけ方』『瞬間催眠術』（現代書林）では、テレビで絶対に見せることのなかった催眠術の裏側を公開して話題になる。


【ホームページ】
●催眠誘導研究所
　http://hayashisadatoshi.com/
●催眠術師　林貞年の世界
　http://www.gendai-saimin.com/

催眠療法《さいみんりょうほう》の教科書《きょうかしょ》

2014年10月17日　初版第１刷

著　者 ―――――――― 林《はやし》　貞年《さだとし》
発行者 ―――――――― 坂本桂一
発行所 ―――――――― 現代書林
〒162-0053　東京都新宿区原町3-61　桂ビル
TEL／代表　03(3205)8384
振替00140-7-42905
http://www.gendaishorin.co.jp/
デザイン ―――――― 吉崎広明(ベルソグラフィック)
本文イラスト ――――― 種田瑞子

印刷・製本：広研印刷(株)
乱丁・落丁本はお取り替えいたします。
定価はカバーに表示してあります。

ISBN978-4-7745-1484-0 C0011